LE BUREAU D'AGRICULTURE
DU MANS
ET
LES PREMIERS VÉTÉRINAIRES

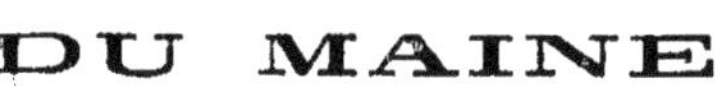

DU MAINE

(1761-1780)

PRÉCÉDÉ D'UN APERÇU SUR

L'EMPIRISME VÉTÉRINAIRE DANS LE MAINE

AVANT LA CRÉATION DU BUREAU D'AGRICULTURE (1761)

PAR

Léon DUPAS

Vétérinaire en Premier au 28e Régiment de Dragons
Membre Associé de la Société d'Agriculture, Sciences & Arts de la Sarthe
Correspondant national de la Société centrale de Médecine vétérinaire
Membre de la Société de Médecine du Mans
Chevalier du Mérite agricole

LE MANS
IMPRIMERIE MONNOYER
12, PLACE DES JACOBINS, 12

1908

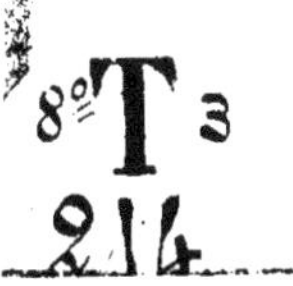

DU MÊME AUTEUR

Notice historique et biographique sur François Augis, le premier vétérinaire du Maine. — Brochure in-8° de 45 p. (Extrait du *Bulletin de la Société d'Agriculture, Sciences et Arts de la Sarthe*, 1906). — Le Mans, Imprimerie Monnoyer.

Pour le « Livre d'Or » des Vétérinaires (Sous le pseudonyme de PAUL SÉDON). — Brochure in-8° de 68 p. (Extrait du *Répertoire de Méd. vét.*, 1905). — Thouars, Imp. Thouarsaise.

LE BUREAU D'AGRICULTURE DU MANS

ET LES

Premiers Vétérinaires du Maine

(1761-1788)

AVANT-PROPOS

L'étude de l'évolution, dans l'ancienne province du Maine, de ce qu'on a accoutumé d'appeler l'*art vétérinaire*, présente à envisager deux périodes ou plutôt deux phases principales :

L'une, toute de ténèbres, où les sortilèges et le charlatanisme, joints à la sottise empirique,

Comme des loups lâchés sur une proie facile,

exploitent sans contrainte avec un effréné cynisme la crédulité à la fois native et naïve des populations des campagnes ;

L'autre, où la vieille hippiâtrie, débarrassée enfin de ses pratiques grossières ou répugnantes et devenue sous la géniale impulsion de Bourgelat la jeune science vétérinaire, fait son apparition dans la province, grâce aux ardents efforts de son Bureau d'Agriculture.

Or, si l'on considère que l'histoire de la première phase ne saurait être en grande partie que la répétition de ce que de nombreux auteurs ont écrit au point de vue médical, soit à propos de l'homme, soit à propos des animaux, sur l'antique sorcellerie, les superstitions, les préjugés et les funestes errements empiriques de la vieille France, on comprendra que je me sois tracé un cadre plus modeste et plus restreint, et borné, sur cette matière, à grouper les quelques rares documents qui se rapportent tout spécialement à la province du Maine.

Cette réserve faite, voici comment j'ai compris mon travail :

En un aperçu rapide, servant en quelque sorte d'introduction, j'expose d'abord les diverses formes revêtues par l'empirisme au cours des époques qui ont précédé la création presque simultanée de la Société d'Agriculture et de la première Ecole vétérinaire; puis, étudiant en détail et pas à pas la seconde phase, je fais assister le lecteur à la genèse et aux premières manifestations de la vétérinaire scientifique au déclin du dix-huitième siècle, avant la Révolution.

Malgré ses lacunes, ses imperfections et ses minuties, j'espère que l'on voudra bien reconnaître quelque intérêt à ce modeste fragment d'histoire locale auquel j'ai consacré de longues et patientes recherches en mettant surtout à profit les inestimables ressources qu'offrent aux érudits les riches archives de la Société d'Agriculture, Sciences et Arts de la Sarthe.

Le Mans, le 1er novembre 1907.

L. Dupas.

LA MÉDECINE DES BESTIAUX AVANT 1761

Sorcellerie et fanatisme

De tout temps, la crédulité et l'ignorance des populations rurales ont servi de vaste champ d'exploitation à la rouerie et à la fourberie d'individus sans vergogne.

En matière de médecine vétérinaire aussi bien que de médecine humaine, les charlatans et « guérisseurs » de tous ordres, spéculant en outre sur son amour, sur son besoin du *merveilleux*, ont toujours su capter la confiance du paysan simpliste et superstitieux.

Aussi n'y a-t-il pas lieu de s'étonner de voir intervenir la sorcellerie dans les maladies des animaux domestiques.

« Au seizième siècle, dit Renouard dans ses *Essais historiques et littéraires sur la ci-devant province du Maine* (1), et dans la première moitié du dix-septième, il n'y avait pas de village qui n'eût son sorcier en titre ». Cet individu inspire une véritable terreur. Il jette de bons ou de mauvais sorts et exerce toutes sortes de maléfices : « On pratique auiourd'huy bien fort, rapporte sérieusement en 1579 l'avocat manceau Pierre Massé, une autre espèce de maléfice fort dangereux qu'on appelle *cheviller*. Par iceluy on empesche les personnes de faire leur eau, j'en ay veu qui en sont mortz parce qu'on n'avait peu y trouver aucun remède, lequel est à ce qu'on dit en la puissance seulement de ceux qui ont faict le charme et malefice. Par iceluy *ils enclouent aussi, et font clocher les cheuaux* » (2).

(1) P. Renouard. — *Essais hist. et litt. sur la ci-devant province du Maine.* Le Mans, 1811, t. II, p. 105.

(2) *De l'imposture et tromperie des diables, devins, enchanteurs, sorciers, noueurs, etc., etc.*, par Pierre Massé, du Mans, Advocat. A Paris, chez Jean Poupy, 1579, page 42 *b*.

Si le sorcier s'attribue la guérison des malades, toute mort non accidentelle lui est par contre imputée. De sorte que le métier de sorcier, souvent lucratif, ne laisse pas que de présenter ses dangers. Vienne surtout la mortalité à s'abattre sur une étable, ou une épizootie, une « peste », à désoler le pays, lui seul est l'auteur du mal. Ce qu'il a fait il peut seul le défaire, ainsi que le dit Massé. Alors on le supplie, puis on le met en demeure de retirer le mauvais sort. S'il s'y refuse ou s'il a le malheur — et pour cause — de ne pas y réussir, la crainte qu'il suscitait auparavant se transforme en fureur. Bientôt celle-ci ne connaît plus de bornes, et le pauvre « diable » — qui, fréquemment hélas ! ne l'était devenu qu'à son corps défendant — succombant aux coups de la populace, paye sur-le-champ de sa vie ses pseudo-méfaits.

Parfois, il est vrai, les choses ne se passent pas aussi sommairement. On fait d'abord agir, sans plus de succès du reste, les exorcismes et les prières pour conjurer le mal mystérieux, puis on livre le malheureux aux tribunaux qui se chargent de son châtiment. C'est ce que constate et déplore, après tant d'autres, Lepelletier de la Sarthe dans son *Histoire du Maine* : « Aussi quelques pasteurs, dit-il, égarés par le vertige de l'époque, excommuniaient-ils alors, avec sécurité de conscience, les devins, les sorciers, etc. ; aussi, non moins ignorants, des magistrats de juridictions souveraines les condamnaient-ils au bûcher ! » (1).

« L'ordonnance de Louis XIV, de 1662, — je cite à nouveau Renouard — affaiblit beaucoup la croyance aveugle qu'on avait dans les sortilèges, mais ne la détruisit pas. Elle prévint dorénavant les assassinats juridiques des tribunaux. Rien de plus juste : mais elle n'empêcha pas que cette erreur ne subsistât toujours dans les campagnes. Combien de vieilles femmes, réputées sorcières, jouissaient du plaisir malin de se faire redou-

(1) A. Lepelletier (de la Sarthe). — *Histoire complète de la province du Maine*. Paris-Le Mans, 1861. T. I, p. 639.

ter, lorsqu'elles ne pouvaient plus être *aimables !* Combien d'hommes, fort étonnés eux-mêmes d'être regardés comme magiciens, ont été sacrifiés à la persuasion qu'on avait qu'ils pouvaient nuire ! » (1).

« Je ne rappellerai point, continue-t-il, quelques scènes qui se sont passées dans notre province où des pauvres *crédules* ont tourmenté plus d'une fois et vexé, jusqu'à les faire périr, de pauvres diables à figure humaine à qui *ils imputaient les maladies de leurs bestiaux* ou les infirmités nerveuses et inexplicables de leurs femmes et de leurs enfants. Pour les punir d'avoir *jeté un sort*, ils les enfermaient dans un four encore chaud, après la cuisson du pain, etc. : l'ignorance et la superstition enfantent la cruauté ! » (2).

Cet état d'esprit du paysan du Maine, pour qui « rien n'est incroyable de ce qui est absurde », se retrouve encore vivace au XVIIIe siècle. Il admet « qu'il est au pouvoir de certains hommes d'évoquer des esprits malfaisants, de les faire agir à leur commandement et de conjurer leur puissance par des paroles et des gestes » (3). Si ses bestiaux périssent, « il rapporte à des causes surnaturelles les pertes qu'il éprouve, ou bien il accuse de maléfice ceux de ses voisins avec lesquels il est en mésintelligence, au lieu d'accuser son ignorance, sa négligence, sa mauvaise hygiène, la nourriture mauvaise, l'eau stagnante des abreuvoirs, etc., sa routine en un mot qui est celle de ses pères » (4).

La foi dans le merveilleux se manifeste aussi sous une forme mystique et religieuse. J'en donnerai quelques exemples.

Lors de l'effroyable épizootie de peste bovine qui accabla la

(1) P. Renouard. — *Loc. cit.*, p. 106.
(2) *Ibid.*, p. 107.
(3) H. Bouley. — Leçon d'ouverture du *Cours de pathologie comparée*, au Muséum (novembre 1880).
(4) J.-C. Lebrun. — *Essai de topographie médicale de la ville du Mans et de ses environs.* Le Mans, 1812, p. 37.

province de 1746 à 1749, on eut souvent recours aux vertus particulières de Sainte-Scholastique. « La maison de ville du Mans ordonna que la châsse de cette sainte, en vénération dans le diocèse, fût descendue, afin que de tous les monastères et de toutes les autres églises, on pût venir l'invoquer processionnellement; beaucoup de paroisses des environs du Mans, furent de la même manière *en voyage* (en dévotion), à l'abbaye de l'Epau, peu éloignée de cette ville, afin d'y prier pour obtenir la cessation de ce fléau » (1).

Du samedi 7 au samedi 21 janvier 1747, « à la réquisition de MM. Levasseur et Trotté, officiers de l'Hôtel de ville, lit-on dans les *Registres capitulaires de Saint-Pierre-la-Cour*, exposition de la châsse, octave de dévotion, pélerinages des paroisses et communautés, pour obtenir la fin de la contagion des bestiaux qui dure depuis plus de six mois » (2).

Le 6 mai de la même année, la châsse devait être à nouveau exposée. Le chapitre de Saint-Pierre en ayant décidé autrement, il y eut grand émoi à l'Hôtel de ville : « Les échevins craignent même des accidents populaires, les cultivateurs ne cessant de réclamer cette exposition » pour obtenir la guérison de leurs bestiaux. A tout prix, il faut éviter le scandale, procurer au peuple la possibilité de passer sous la châsse au retour de la procession » (3).

Dans les paroisses de Sablé, de Courtillers, de Pincé et de Vion, toujours en cette année 1747, la « contagion » était si forte que le clergé se vit obligé d'organiser des neuvaines, des aumônes, des instructions et prières matin et soir et des processions : « Sur leur passage on mettait une figure de cire représentant un bœuf qui fut bénit et placé à l'hôtel de Notre-Dame de Pitié ». On procéda également à la bénédiction des

(1) J. R. Pesche. — *Précis historique sur le Maine et le département de la Sarthe*. Le Mans, 1829, p. 258.

(2) G. 506, fol. 127 à 129 ; Archives municipales, 237.

(3) Dom B. Heurtebize et R. Triger. — *Sainte-Scholastique, patronne du Mans*, Solesmes, 1897, p. 308.

étables et des bestiaux « avec l'aspersion de l'eau bénite et en récitant l'oraison contre la peste et la mortalité » (1).

A Beaumont-sur-Sarthe, l'Evêque du Mans ordonna « des prières publiques *pro peste animalium*, dans chaque paroisse, avec procession solennelle » (2).

A Roullée, le 12 août 1748, un pélerinage fut organisé par le curé Delorme, à Notre-Dame de Saint-Rémy-du-Plain et « toute sa paroisse se rangea comme un seul homme sous la bannière de Marie » (3).

Au mois d'avril 1746, la première cloche de l'église de Vivoin avait été cassée « en sonnant la messe à la pointe du jour pour satisfaire aux instances et à la piété des paroissiens qui tous ensemble demandaient à Dieu la grâce de les délivrer de la peste qui enlevait leurs bestiaux » (4).

En outre de ces manifestations extérieures de sa superstition et de son fanatisme, le peuple a encore la ressource d'invoquer dans le recueillement des *saints guérisseurs*.

La petite et antique chapelle de Saulges, dans le Bas-Maine, en possède un particulièrement vénéré. C'est *Saint-Bibien*, jadis évêque de Saintes, protecteur des bestiaux comme Saint-Sébastien. « Peut-être est-ce le même saint, avance à tort un auteur anonyme, et n'y a-t-il à Saulges qu'une corruption de nom ». Quoiqu'il en soit, « Saint-Bibien de Saulges n'a ni bras, ni jambes, ni pour ainsi dire de face. C'est un morceau de bois qui a des siècles d'existence; il est tout vermoulu, on voit sur ce qui fut la tête du saint une couronne dorée. On serait tenté de croire que c'est une idole autrefois très vénérée, dont on a fait un saint. Saint-Bibien n'a pas les honneurs de l'autel; il est jeté dans un petit coin de terre, *entouré de cordes qui ont*

(1) Bellée et Moulard. — *Inventaire sommaire des Archives départementales antérieures à 1790* ; Archives civiles, série E, supplément. Le Mans, 1870, p. 460.

(2) *Ibidem*, p. 150.

(3) *Ibidem*, p. 239.

(4) *Ibidem*, p. 161.

servi à attacher les animaux malades, guéris par son intercession. Souvent, un cierge brûle à ses côtés ; car, quoique le plus humble de tous les saints qui sont là, il n'y a de vénération que pour lui, et il pourvoit, conjointement avec Saint-Céréné largement de messes le curé du presbytère » (1).

« Pour en finir avec les détails empruntés à l'ordre des faits superstitieux dans le Bas-Maine, disons que l'usage de mettre sur l'autel, durant la messe, *des clous de ferrure afin d'empêcher les chevaux encloués de rester boiteux, de faire boire les bestiaux en revenant de la messe de minuit afin de les préserver d'une foule de maladies*, de tenir la bouche ouverte pendant le *sanctus* de la messe des morts pour échapper aux morsures des chiens enragés, sont autant d'actes dont le côté superstitieux appartient probablement aux temps où florissaient les pratiques du druidisme et dont la religion s'est graduellement approprié le côté pieux et l'intention recommandable » (2).

Les Empiriques.

A côté des sorciers et des saints guérisseurs se place la cohue des *empiriques* proprement dits.

La plupart d'entre eux se dénomment *médecins de bêtes* et

(1) ANONYME. — *Saulges et ses environs* (Mayenne). — A Sablé, 1842 p. 12.

Le Saint-Bibien qui se trouve actuellement dans la chapelle de Saulges n'a rien de commun avec ce tronc de bois informe. Il se présente sous l'aspect d'une « statue d'évêque, plâtre moulé d'hier, dont la modernité s'associe mal avec ces vieux cordages écharpés et entrecoupés de nœuds grossiers suspendus à un crampon rouillé au-dessous d'elle. » A côté de cet assortiment (depuis peu disparu) de licous, de traits, de longes, de faisceaux de plumes ayant servi ou appartenu aux animaux conduits en pèlerinage jusqu'à Saulges, on remarquait naguère encore un amas de peignes et d'épingles à cheveux, non moins curieux ex-voto déposés à l'occasion de la bienfaisante intercession d'un autre saint guérisseur, Saint-Avertin, souveraine contre la migraine et le mal de tête. (Voir l'ouvrage de A. DU PEYROUX : *Les Alpes Mancelles*, Le Mans, 1861, p. 330 et 331).

(2) A. DU PEYROUX. — *Loc. cit.*, p. 334.

font métier de traiter les animaux malades... ou non, au grand dommage des « nourrissiers ».

Charlatans grossiers et stupides, ce sont les plus cyniques, et leur lamentable ignorance n'a d'égale que leur prodigieuse suffisance. Ils pullulent dans les campagnes à toutes les époques et c'est surtout en temps d'épizooties qu'ils donnent la mesure de leur savoir-faire ! Pire fléau que celui qu'ils prétendent combattre, ils se ruent à l'envi dans les villages, colportant leurs funestes conseils, débitant leurs drogues ridiculement compliquées et malfaisantes ; ils vont d'étable en étable, devenant inconsciemment ainsi les plus sûrs agents propagateurs de la contagion, et, sinistres oiseaux de mort, ils sèment la ruine autour d'eux au nom de ce pauvre art vétérinaire dont ils se sont institués les tristes représentants.

Parmi ces médecins de bêtes ou parallèlement à eux, on rencontre d'abord les *mégéieux* (1), les *reméieux* ou *reméjeux* (2) et les *rebouteux* qui, complètement dénués de scrupules, cumulent les fonctions médicales et soignent aussi les pauvres humains quand l'occasion s'en présente. Alors ils sont à la fois médecins et chirurgiens et, dans ce dernier cas, leur spécialité consiste à remettre les membres luxés ou fracturés. Puis les *jugeux d'iau*, qui diagnostiquent les maladies des hommes (3) et des animaux à l'examen des urines.

(1) *Mégier* a été synonyme de guérir, *miège* de médecin et *mègemen* de medicament. (Du Cange : Megeicharius. — Raynouard : Metge, Metgia-sous-Médecina).

« Le *mégéieux* a beaucoup plus de vogue que le médecin, un chrétien malade ne représentant pas un capital en danger de se perdre, tout comme peut faire un individu appartenant à la classe bien autrement intéressante de là *marchandise* (les bestiaux). Le mégéieux est au surplus très bien appelé à faire de la médecine humaine, quand on daigne se préoccuper des accidents qui rentrent dans cette catégorie : *je dois ajouter que la confiance en son adresse n'est pas toujours sans fondement, quand il s'agit de membres fracturés ou luxés* (sic). » (Cte R. de Montesson : *Vocabulaire du Haut-Maine*, Le Mans, 1859, p. 317). Voilà une assertion que je laisse pour compte à son auteur.

(2) Qui remet.

(3) « Ils reconnaissent ainsi infailliblement le *chapelet* des enfants, la *boule d'eau* chez les femmes, le *berchet chait*, les *vartaupes* ou le *velin*

Viennent ensuite les *affranchisseurs* et les *sâneurs* (1), *séneurs* ou *seinneurs*. A l'origine, ils avaient tout uniment pour

d'eau chez le commun des martyrs, toutes maladies redoutables auxquelles *les médecins ne connaissent rien*. Comme ils peuvent juger de l'affection dont souffre une personne même sur une simple fiole de l'urine d'une vache, ou de l'eau d'une mare, il leur est le plus souvent inutile de voir le patient. Ils se contentent de conjurer le mal par des incantations secrètes, ou bien ils prescrivent des mixtures de simples qui ne figurent pas au Codex (simplicia simplicibus), voire de la graisse de blaireau mélangée d'alcide (acide) ». (A. J. VERRIER, R. ONILLON. — *Glossaire hist. et étymol. des Patois et des Parlers de l'Anjou*, Angers, 1907).

(1) Du vocable manceau *sâner* qui veut dire châtrer, guérir, rhabiller.

« Ce mot qui signifie littéralement *guérisseur*, s'applique tout spécialement aux *vétérinaires sans diplôme* qui habitent la campagne, et qui sont ceux pour lesquels nos paysans ont le plus de sympathie, tendance qui s'explique par cela qu'ils les connaissent plus intimement que le *vétérinaire légal* qui habite la ville, *et encore par le talent réel que l'expérience à défaut de théorie et de science donne à quelques-uns d'entre eux.* » (Cte R. de MONTESSON. — *Loc. cit.*, p. 416).

L'opinion de M. de Montesson sur le « talent réel des vétérinaires sans diplôme » — lisez empiriques — et la *sympathie qu'ils inspirent aux paysans*, était, à la fin du XVIIIe siècle, loin d'être celle de la Société d'Agriculture de la Généralité de Tours et en particulier de son Bureau du Mans qui eut certainement désavoué de pareilles assertions. La suite de ce travail le démontrera.

Mais en attendant, je tiens à mettre sous les yeux du lecteur les appréciations fort dissemblables de deux autres auteurs manceaux sur ces mêmes « vétérinaires sans diplôme. »

« Toute la sollicitude du gouvernement pour éclairer les campagnes ne peut triompher de l'ignorance et de la prévention du paysan pour qui le charlatan le plus grossier, le plus stupide, est bien supérieur aux médecins vétérinaires, même les plus recommandables. Cet obstacle aux progrès de la science et de l'agriculture a fait dire à Vicq d'Azyr qu'il serait à désirer que les médecins voulussent s'occuper de l'art vétérinaire... *Alors seraient anéantis ces hommes ignorants et présomptueux, qui propagent dans la campagne les préjugés les plus révoltants, en même temps qu'ils portent une main toujours meurtrière sur les animaux dont on leur confie si aveuglément la santé.* » (J. C. LEBRUN, médecin. — *Loc. cit.*, p. 33).

« Quant aux *charlatans*, aux *rebouteurs* ignorants, aux *jugeurs d'eau*, plus ou moins rusés de nos campagnes, et même de nos villes, ils arriveront toujours aux mêmes résultats ; mais d'une manière plus dangereuse encore pour ceux qu'ils trompent, qu'ils exploitent par les apparences d'un savoir instinctif, surnaturel, qui n'offre de réalité que dans une foi robuste et vraiment étrange ; et dont la chute si bien motivée des *œuvres merveilleuses du grand Albert* (*) aurait dû naturellement détruire les vains prestiges, entraîner la ruine définitive... » (A. LEPELLETIER. — *Loc. cit.*, p. 639).

(*) Allusion à des grimoires de sorcellerie attribués à l'un des plus illustres savants du moyen-âge, le moine dominicain ALBERT le GRAND (1193-1280, béatifié en 1652), que ses recherches expérimentales et ses connaissances en sciences naturelles avaient fait passer pour magicien. Les « simples » consulteront néanmoins longtemps encore les *Secrets admirables du Grand Albert*, les *Secrets du Petit Albert*, etc.

profession *d'affranchir*, c'est-à-dire de châtrer les animaux domestiques, mais avec le temps ils se sont immiscés dans la médecine vétérinaire.

Tous ces empiriques de bas étage sont craints et redoutés des paysans, car ils ont la réputation d'être un peu sorciers ainsi qu'en témoigne Lepelletier : « Et même aujourd'hui dit-il les paysans arriérés accordent-ils aux médecins de leurs bestiaux, connus sous le nom d'affranchisseurs, la puissance particulière de *nouer les aiguillettes*, *jeter des sorts*, etc. » (1).

Sans doute, ont-ils aussi ce pouvoir singulier d' « *afflonner* » les bêtes à cornes sur les champs de foire, c'est-à-dire de provoquer chez ces animaux de véritables terreurs paniques « en leur jetant aux narines du foie de loup réduit en poudre ».

Certains font même l'objet de légendes qui se perpétuent dans les campagnes. J'en rappellerai une assez curieuse recueillie par un auteur manceau, M. Raoul de Montesson (2).

« Sur les confins de deux paroisses, Notre-Dame de Torcé et Lombron, se trouve un carrefour célèbre dans le pays à cause de la *fosse aux sâneurs*. Ce nom lui est venu de ce qu'à une époque déjà reculée, deux artistes (*sic*) de cette profession se battirent en duel dans cet endroit, s'y tuèrent mutuellement et y furent enterrés. Depuis lors, pendant la nuit qui suit l'anniversaire du drame, la fosse est bêchée et sarclée, sans que personne ait pu jamais voir un des êtres mystérieux qui se sont imposé ce soin de génération en génération : aussi tout le monde ne croit pas que ce soit l'office d'un simple mortel. Comme, au vieux temps, les sâneurs passaient quelque peu pour sorciers, celui auquel ils étaient réputés s'être donnés corps et âme, devait tout naturellement intervenir dans la conservation d'un monument qui recèle une partie de sa propriété ».

(1) A. Lepelletier. — *Loc. cit.*, p. 640.
(2) Cte R. de Montesson. — *Vocabulaire du Haut-Maine*, p. 416.

Les concurrents les plus sérieux de ces divers médecins de bêtes sont les « *écarrisseurs* » ou *crôniers* et les *maréchaux* (1).

Les premiers, en raison de leur métier sans doute, se spécialisent dans les autopsies. Ils découvrent alors au sein des cadavres les maladies les plus extraordinaires et portent des diagnostics plus fantasques les uns que les autres. Leur incompétence, est-ce utile de le dire, est du reste absolue, mais leur bonne foi est souvent sujette à caution. En certaines circonstances, il n'est pas très rare de les voir, en effet, pour les besoins de la mauvaise cause de leurs clients et dans un but personnel par conséquent très intéressé, susciter des procès en affirmant de fausses maladies dans des certificats d'autopsie dont les tribunaux sont parfois obligés de faire état. On peut s'étonner de cette assertion, mais voici un témoignage qui la justifie amplement.

En 1763, la Société d'Agriculture s'étant donné pour tâche d'obtenir la réduction à 9 jours du « recours en garantie de 40 jours accordé pour les vices rédhibitoires des vaches laitières et amouillantes (2) par l'arrêt du 14 juin 1721 », à cause de l'abus qui en était fait, son secrétaire au bureau du Mans, M. Véron Duverger, dans sa lettre du 16 mars à l'Intendant à Tours, M. Lescalopier, lui signale tout d'abord la bonne foi presque constante du premier vendeur « qui n'a pu connoistre un vice intérieur et *souvent supposé par les rapports abusifs des écarrisseurs, ou ignorans ou de mauvaise foy*, lesquels il ne luy est pas permis d'arguer », et il ajoute : « J'ay l'honneur, Monseigneur, de vous rapporter pour preuve de cet abus ce qu'il m'est arrivé en 1746 étant juge de la juridiction consulaire, tems auquel la maladie épidémique sur les bestiaux

(1) « *Maréchal*, du german. *marahscalc*, serviteur chargé du soin des chevaux (de *scalc* domestique, et *marah*, cheval). Autrefois : Domestique chargé de soigner les chevaux. » (Larousse).

(2) C'étaient « le *mal caduc* et la *pommelière* ».

Amouillante (amoullante) : Se dit d'une vache qui vient de vêler ou qui qui est près de vêler. (Larousse).

infestoit cette province... Dans une prodigieuse quantité de contestations en recours qu'occasionna cette fâcheuse circonstance, *pas un seul des procez-verbaux d'écarrissage qui nous fut présenté ne caractériza* (*sic*) *aucune Beste morte de la maladie courante, mais toutes de la pommelière parce que c'étoit la seule rédhibitoire dont on put alors par analogie à ce genre de mort faire une application favorable à celuy qui requeroit le premier l'action en recours...* » (1).

Les considérants de l' « Arrest de la Cour du Parlement » qui intervint sur ce sujet le 7 septembre 1765, ne sont pas moins affirmatifs : « ... Alors le dernier possesseur, pour se mettre en règle, fait faire l'ouverture de la Bête morte par un *Ecorcheur* (2), un *Boucher*, un *Maréchal* ou *le premier venu*, qui en dresse procès-verbal, sans aucun contradicteur, et déclare toujours que la Bête *avait le foie gâté* et qu'elle est morte de la pomeliaire, c'est un style dont on ne s'écarte jamais; *la preuve en a été acquise, en l'année 1746, en laquelle il y eût une maladie épidémique: sur plus de trois cents procès-verbaux qui furent faits alors des Bêtes mortes, il n'y en eût pas un seul dans lequel on n'eût déclaré que les Bêtes étoient mortes de la maladie courante, parce qu'elle n'étoit pas vice redhibitoire; tous au contraire portèrent que c'étoit de la prétendue maladie de la pomeliaire*, maladie qui n'a été imaginée qu'en 1721 (*sic*), dont les symptômes ne sont point connus, et dont jusqu'à présent on n'a pu donner la définition, ni en détailler la cause et les effets (*sic*); cependant, *sur le fondement d'un pareil procès-verbal*, celui qui l'a fait dresser exerce son recours, ou revient contre le nourricier, premier vendeur, qui est condamné à payer deux cents livres, ou trois cents livres de frais, outre le prix qu'il avait reçu le jour de la vente, qui ne va qu'à trente ou quarante livres; etc. » (3).

(1) *Registre 2me pour les copies des lettres* du Bureau d'agriculture du Mans, p. 160.
(2) Equarrisseur.
(3) Bibliothèque municipale : *Maine*, 1353.

Les *maréchaux* occupent le niveau le plus élevé dans l'échelle de l'empirisme vétérinaire. Ils forment une corporation avec des communautés puissantes, ayant leurs bannières, leurs armoiries (1), leurs coutumes et leurs statuts (2). De *par ces statuts,* homologués, ils exercent *officiellement* la médecine des animaux domestiques. Leur science réelle est pourtant rudimentaire et limitée à quelques vagues notions sur les affections du pied du cheval, notions acquises par la routine de l'expérience. Néanmoins, ils sont consultés de préférence aux médecins de bêtes par les personnes ayant une certaine culture intellectuelle.

L'administration, dont ils paraissent être les agents attitrés, les charge parfois d'exécuter des sentences d'une nature toute spéciale. Dans une ordonnance de M. Tubeuf, intendant de Tours, en date du 20 mars 1677, défendant « de conduire les jumens à d'autres étalons que ceux du Roy », on y trouve le curieux passage suivant, évidemment propre à faciliter son observation : « Ordonnons que tous les petits chevaux entiers qui seront trouvez abandonnez dans les prairies et pâturages, et tous autres qui peuvent abuser (*sic*) les jumens et cavales seront coupez à la diligence de ceux à qui ils appartiennent, dans un mois après la publication qui sera faite des présentes aux prônes des messes Paroissiales; sinon et faute de ce faire

(1) Voici les armoiries des deux principales communautés des maréchaux du Maine :

Le Mans : d'azur à un Saint-Eloi, vêtu pontificalement, tenant de la main dextre un marteau et de la senestre la crosse, le tout d'or sur une terrasse de même. — (CAUVIN : *Supplément à l'essai sur la statistique du département de la Sarthe.* Le Mans, 1837, p. 86).

Laval : De gueules à une enclume d'argent accompagnée de trois boutoirs de même, deux en chef et un en pointe. (*Armorial de la Mayenne*, par Hipp. SAUVAGE, in *Bulletin de la Commission hist. et archéol. de la Mayenne*, 1906, p. 243).

(2) « Cette corporation fut instituée au Mans le 9 juin 1477. Les statuts furent approuvés par Charles d'Anjou, comte du Maine. Elle comprenait les maréchaux-ferrants et les taillandiers ou grossiers qui faisaient les instruments pour l'agriculture : bêches, pelles, haches, socs de charrue, etc. » (Em. Louis CHAMBOIS : *Notes sur les Corporations mancelles d'Arts et Métiers*, etc., Le Mans, 1904, p. 21).

dans ledit tems, et iceluy passé, *seront coupez par le premier Maréchal des lieux*, à leurs frais et dépens, pour raison de quoy sera par nous délivré exécutoire contr'eux audit Maréchal sur le certificat qu'il nous rapportera du Commissaire à l'Inspection ou de l'un de ceux qui sont chargez des Etalons voisins des lieux. Et seront en outre lesdits chevaux confisquez, etc... » (1).

En matière de maladies contagieuses, ils sont requis pour remplir le rôle d'*experts*. Une ordonnance de M. de Lesseville, Intendant, du 12 janvier 1737, au sujet de la Morve, prescrit dans son art. premier que les chevaux morveux de « toutes personnes de quelque état et condition qu'elles soient, même les Ecclésiastiques et Gentilshommes » soient visités et tués en présence des subdélégués « ou en celle des Personnes qu'ils commettront, *si les chevaux sont véritablement jugez morveux par deux Maréchaux qu'ils nommeront pour les visiter et examiner*, et du tout sera dressé procès verbal sommaire *sur les certificats que lesdits Maréchaux en donneront*, etc. » (2).

Une autre Ordonnance de l'Intendant Savalette, du 24 mai 1746, contient, sur le même sujet, deux articles intéressants. Dans l'article premier, qui rappelle celui de 1737, il est question des chevaux « atteints *ou soupçonnés* de la maladie de la morve », lesquels seront « *vus et visités par des Maréchaux ou gens à ce connoisseurs* ». L'article IV est à citer en entier : « Les Maréchaux qui ayant connoissance de quelques chevaux attaqués dud. mal dans les villes et lieux de leur résidence, ou aux environs, négligeront de les déclarer à nos subdélégués ou aux officiers publics, ou refuseront leur ministère pour examiner ceux qui en seront soupçonnés, *ou qui en feront de faux rapports*, seront condamnés en trois cents livres d'amende au profit des pauvres de la Paroisse et à fermer bou-

(1) Archives du Maine : *Haras-Etalons*, 183-6.
(2) Archives du Maine, 183-14.

tique pendant six mois, sur le procès-verbal qui nous en sera adressé » (1).

Le 1er février 1761, l'Intendant Lescalopier rend à son tour une Ordonnance sur la morve où les deux articles précités sont reproduits textuellement (2).

J'ai montré plus haut que, pas plus que leurs confrères en empirisme, les équarrisseurs, les maréchaux n'étaient incorruptibles. Les pouvoirs publics, obligés de les employer, se méfiaient donc à juste titre et, comme on le voit, ils édictaient contre eux, par précaution, des peines sévères. Sciemment ou inconsciemment, il leur arrivait en effet de déclarer morveux des chevaux atteints simplement de gourme ou réciproquement, au grand préjudice des propriétaires ou de l'agriculture, et, malgré les sages et rationnelles mesures sanitaires édictées par les Ordonnances, du fait de ces agents souvent déloyaux et presque toujours ignorants, le redoutable mal ne faisait que se propager dans la Province.

Lors de la grande épizootie de 1746-1749, dont j'ai déja parlé, ils furent également chargés de *visiter « les bêtes à cornes malades ou soupçonnées de maladie quelconque* » à la réquisition des Syndics des paroisses ou des commissaires nommés par les subdélégués, pour déclarer de quelle nature était la maladie. Ils étaient tenus de se rendre à la réquisition sous peine de 20 livres d'amende (3).

D'autre part, les statuts de l'importante corporation des bouchers nous montrent que les maréchaux ont encore officiellement mission d'intervenir dans des cas particuliers. Il est dit à l'art. 9 : « Les Bouchers n'achepteront aucune beste malade ou blessée et n'en achepteront pas mesme dans les cantons et les Paroisses esquelles il y aura renommée de morine ou de mortalité des bestiaux, si non qu'ils les gardent sept nuits

(1) *Ibidem.*
(2) *Ibidem.*
(3) *Ordonnance de l'Intendant Savalette,* du 28 août 1748 : art. II, III, XII, XIV (Archives du Maine, 183-14).

chez eux avant que de les tuer, le tout sur peine de trente livres d'amende, *et si une beste aumaille se meurt avant les sept nuits ils la feront visiter par un Maréchal* en présence de deux jurés et de deux de leurs voisins par devant le Sergent de Police et ensuite ils seront tenus de rendre seulement le cuir au vendeur qui leur rendra le prix de la beste » (1).

Les grandes panacées des médecins de bêtes et équarrisseurs, aussi bien que des empiriques *officiels*, les maréchaux, étaient la « seignée » et les « sintons » (2) (sétons).

Ils saignaient « à tour de bras » les bêtes malades et les bêtes saines ou les couvraient de sétons. Si, en général, étant donné la maladresse et la malpropreté de leurs bourreaux, elles en ressentaient plus de mal que de bien, peu importait à nos charlatans dont la bourse s'arrondissait à ces pratiques maintes fois répétées.

Lorsque survenaient des épizooties, comme alors la saignée était de règle, tous les bestiaux passaient sous leur flamme et cette « opération » en grand devenait ainsi pour eux une excellente affaire (3), tant il est vrai — je ne crains pas de le répéter — que le but constant de ces peu scrupuleux individus était l'exploitation systématique de leurs malheureux concitoyens.

Les gros propriétaires fonciers se rendaient parfaitement compte du tort énorme qu'ils causaient à l'agriculture dont l'élève du bétail — du « bestial » comme on disait à l'époque — constituait une des branches les plus importantes. Ils n'a-

(1) *Statuts des Bouchers de Laval*, ordonnés par Charles, duc de la Trémoille, Comte de Laval, le 24 novembre 1687. (*Recherches sur les corporations d'Arts et Métiers du Comté Pairie de Laval avant* 1789, par L. DE LA BEAULUÈRE, 1853, p. 107).

(2) Ou *cintons*.

(3) Si bien qu'on leur interdira plus tard, en semblable circonstance, de prendre plus de « deux sols par seignée ». (*Ordonnance du* 14 *août* 1771). — Voir : L. DUPAS : *Notice hist. et biograph. sur François Augis, le premier vétérinaire du Maine.* Le Mans, 1906, p. 20.

vaient donc en eux qu'une médiocre confiance et beaucoup prenaient le sage parti de soigner eux-mêmes leurs animaux, au petit bonheur, préférant s'en fier à leur bon sens et à leur propre expérience, plutôt que de s'en rapporter à la science illusoire de ces prétendus « guérisseurs », d'ailleurs, pour la plupart, complètement illettrés.

Tel était, vers la fin du dix-huitième siècle, malgré l'intervention de quelques médecins de l'homme, l'état lamentable de l'art vétérinaire dans la province du Maine. Pour me servir d'une expression suggestive que nous retrouverons au cours de cette étude, « il croupissait dans la plus grande ineptie ». Et nous venons de voir à l'œuvre ses peu recommandables représentants (1).

Il était temps de réagir.

Bientôt la création de l'Ecole vétérinaire de Lyon en fournira les moyens ; et nous allons maintenant assister à l'éclosion de la médecine vétérinaire raisonnée et scientifique sous les bienfaisants auspices de la Société d'Agriculture.

(1) N'est-il pas douloureux de constater qu'à l'aurore du xxe siècle, l'empirisme et ses charlatans font toujours florès dans nos campagnes et parfois même dans nos villes ! Si le paysan n'a plus en eux la foi de ses pères, il n'en continue pas moins à recourir aux hongreurs, aux affranchisseurs et aux rebouteux qui foisonnent et prospèrent presque autant qu'à l'époque lointaine dont il est ici question. Il n'est pas jusqu'aux sorciers qui ne se rencontrent encore de nos jours et je me souviens d'avoir vu il y a quelques années aux portes de Laval un individu chercheur de plantes au regard torve et sournois que l'on me dit être le « jeteux de sorts » de l'endroit...

LE BUREAU D'AGRICULTURE DU MANS ET LES PREMIERS VÉTÉRINAIRES DU MAINE

Création de la Société d'Agriculture de la Généralité de Tours et de l'Ecole vétérinaire de Lyon.

Vers la fin du règne de Louis XV, l'agriculture, autrefois si prospère, était dans le plus complet marasme.

Les causes de cet état lamentable d'une des plus pures richesses de la France étaient multiples. Des guerres ruineuses, en enlevant nombre de bras à la terre, avaient appauvri les campagnes ; des épizooties très meurtrières continuaient à décimer le cheptel national, et cet autre fléau, l'empirisme, aidait à leur œuvre de mort. D'autre part, le paysan, pressuré, ne trouvait plus depuis fort longtemps déjà, auprès des pouvoirs publics, la protection et l'encouragement que le grand ministre Sully avait su jadis lui donner, lui qui considérait le pâturage et le labourage comme les deux « mamelles de la France ». Si bien que le sol, délaissé ou mal travaillé, restait à présent en friche ou stérile et que le cultivateur, réduit à une profonde misère, se résolvait à déserter ces prés et ces champs qui ne lui fournissaient plus les ressources nécessaires à son existence.

De tous les points du royaume, des récriminations se faisaient entendre. L'exode vers la ville se généralisait. Les Intendants envoyaient des suppliques au roi en lui dépeignant le triste tableau qu'offraient à la fois l'élève du bétail et la culture du sol dans leurs provinces respectives.

Aussi Louis XV, — que les populations rurales appelaient encore le « Bien-Aimé », — sur les instances de son ministre

Bertin, résolut-il de répondre au vœu unanime en créant dans les Généralités des Sociétés d'Agriculture.

Il fit donc rendre par son Conseil d'Etat des Arrêts en ce sens portant réglement identique pour la France entière.

La Généralité de Tours (Touraine-Anjou-Maine) fut une des premières à bénéficier de cette utile institution en vertu d'un Arrêt en date du 21 février 1761, dont voici la teneur(1) :

Extrait des registres du Conseil d'Etat

« Le Roi étant informé que plusieurs de ses sujets zélés pour le Bien public, se portoient avec autant d'empressement que d'intelligence à l'amélioration de l'Agriculture dans son Royaume; et que dans la vuë d'encourager les cultivateurs par leur exemple à défricher les terres incultes, à acquérir de nouveaux genres de culture, à perfectionner les différentes méthodes de cultiver les terres actuellement en valeur, ils se seroient proposé d'établir sous la protection de Sa Majesté des Sociétés d'Agriculture dont les membres éclairés par une pratique constante se communiqueroient leurs observations et en donneroient connaissance au public par leurs expériences; que nommément dans la Généralité de Tours un nombre de personnes possédant ou cultivant des terres dans les provinces de Touraine, d'Anjou ou du Maine, distinguées dans leur Etat et occupées d'augmenter la culture des terres dans ces provinces, n'attendoient que la permission de Sa Majesté pour se former en Société et travailler de concert à cet objet, etc., etc. Sa Majesté étant en son Conseil, a ordonné et ordonne ce qui suit :

ARTICLE PREMIER.

« *Il sera établi dans la Généralité de Tours une Société qui fera son unique occupation de l'Agriculture et de tout ce qui y a rapport, sans qu'elle puisse prendre connoissance d'aucune autre matière. Elle sera composée de trois Bureaux dont l'un tiendra ses séances à Tours, l'autre à Angers et le troisième au Mans*; voulant néanmoins Sa Majesté que tous les membres de ladite Société ne composent qu'un seul Corps, et aient séance et voix délibérative dans le lieu de leur Etablissement. Chacun desdits trois Bureaux sera composé de

(1) *Registre A des délibérations du Bureau du Mans*, 1761-1764, folios 1 et suivants.

vingt personnes comprises dans la liste annexée à la minute du présent Arrêt, et aura le sieur Intendant et Commissaire départi dans la Généralité de Tours séance et voix délibérative comme Commissaire du Roi, dans toutes lesdites assemblées.

II

« Les assemblées ordinaires de chaque Bureau se tiendront une fois chaque semaine, dans le lieu de la même ville et au jour qui sera convenu ; pourront à cet effet lesdits membres prendre pour la police intérieure le lieu et le jour desdites assemblées, et pour l'élection des membres, telles délibérations qu'ils aviseront bon être.

III

« Les délibérations qui seront prises par la Société sur le fait de l'Agriculture, et tous les Mémoires qui y seront relatifs, seront adressés au sieur Contrôleur Général des Finances, pour, sur le compte qui en sera par lui rendu à Sa Majesté, être par Elle pourvu ce qu'il appartiendra ».

« Fait au Conseil d'Etat du Roi, Sa Majesté y étant, tenu à Versailles le 24 février mil sept cent soixante-un ».

Signé : Phélypeaux.

Voici maintenant l'article premier du *Réglement*, indiquant le but de la Société d'Agriculture :

« *Cette Société fera son unique occupation de l'agriculture et de tout ce qui y a rapport. Le but qu'elle se proposera dans ses travaux sera d'instruire principalement par son exemple ses compatriotes sur un objet aussi important pour le Bien de l'Etat, d'exciter dans le pays le gout pour cet art prétieux, d'étudier par une pratique constante tout ce qui pourra contribuer à le rendre florissant, et de proposer les moïens qu'elle croira les plus propres à l'encourager, ainsi qu'à le faire prospérer. L'honneur sera la base d'un tel Etablissement et l'amour de la Patrie le seul motif qui l'animera* ».

Il était dit en outre dans ce Réglement que dans chaque Bureau, « vingt personnes éclairées, zélées et distinguées chacune dans leur état » auraient la qualité de membre et que la noblesse « seroit principalement invitée à en faire partie ». Et ceci encore : « Chaque Bureau pourra, dans les occasions, inviter à ses assemblées particulières les citoyens dont il croira devoir prendre des avis ou des éclaircissements ».

Les membres de la « Société au Bureau du Mans » furent à l'origine MM. Les abbés *Blin*, *Buquet*, de la *Briffe-Ponsan*, chanoines de l'Eglise du Mans ; *Hébert*, Génovéfain, Prieur de l'Abbaye de Beaulieu ; *Dom Guillou*, Bénédictin, Célérier de l'Abbaye de Saint-Vincent ; *Parisis*, Lazariste, Procureur du Séminaire de Coëffort ; le Comte de *Maillé la Tour-Landry* ; de *Fontenay ;* de la *Goupillière ;* le Marquis *de Courceriers ;* de *Vansay ;* de *Lorchère,* Lieutenant-Général en la Sénéchaussée et Siège-Présidial, *Directeur* de la Société ; de *Rouillon*, Lieutenant-Criminel au Présidial ; de *Blanchardon*, ancien Maître Particulier des Eaux et forêts ; *Le Prince Damigné*, Conseiller au Présidial ; *Fanneau de la Touche*, Ingénieur des Ponts et chaussées ; *Prudhomme de la Poussinière,* Bourgeois ; *Desportes de Linnière*, Maître de Forges ; De *Courteilles*, Négociant ; *Duverger*, Négociant, *Secrétaire perpétuel.*

La Société comprenait en outre des membres *associés* à raison de deux par canton. Le Bureau du Mans en avait de ce fait, soixante environ.

On vient de voir qu'aux termes mêmes de l'Arrêt royal et de son règlement, la nouvelle Société devait se consacrer entièrement à l'étude de *toutes les questions ressortissant à l'agriculture.* C'est pénétrée de ce large programme que la docte Compagnie, composée — on vient de le voir — en majorité de nobles et d'ecclésiastiques, décida de faire du relèvement de l'art vétérinaire dans le Maine et les deux autres provinces de la Généralité l'une de ses premières et de ses principales préoccupations.

Un évènement inattendu devait bientôt, en ce sens, faciliter considérablement sa tâche.

Les désastres causés par les épizooties qui ravageaient la

France avaient déterminé le Contrôleur général des finances Bertin à faciliter à son ami Claude Bourgelat (1), écuyer à Lyon, l'exécution du projet qu'il caressait depuis longtemps de fonder une Ecole « pour les maladies des bestiaux ».

Cette création s'imposait comme le seul moyen efficace de « combattre l'ignorance, les préjugés, l'empirisme qui causaient tant de maux aux campagnes en rendant absolument stérile toute espèce de lutte contre les maladies contagieuses du bétail » (2).

Par arrêt du Conseil d'Etat du Roi, du 4 août 1761, 50.000 livres, payables par fractions en six années, furent donc accordées à Bourgelat. Celui-ci se mit aussitôt à l'œuvre et le 16 février 1762, c'est-à-dire six mois plus tard, s'ouvrait à Lyon, dans une maison du faubourg de la Guillotière, la première Ecole vétérinaire de France et du Monde (3).

Premières démarches du Bureau du Mans. Une lettre de Bourgelat

Lorsque la nouvelle de cette dernière fondation fut connue en France, plusieurs provinces qui avaient eu plus particulièrement à souffrir des maladies épidémiques des bestiaux, s'empressèrent d'envoyer des élèves à l'Ecole de Lyon.

L'élan une fois donné, le mouvement s'étendit assez vite à toutes les régions du pays. Et la Généralité de Tours (4), éprouvée à la fois par les épizooties et par l'empirisme, ne devait pas tarder, elle aussi, par l'entremise de sa Société d'Agriculture, à

(1) Le contrôleur général Bertin (1719-1792) avait été Intendant de la Généralité du Lyonnois. Ses relations avec Bourgelat dataient de cette époque.

(2) G. Barrier. — Article « *Vétérinaire* » de la *Grande Encyclopédie*: Tome 31, p. 907.

(3) « Le succès de cette école, les services que ses élèves rendaient dans les épizooties, firent décider le roi à la « décorer du titre d'Ecole royale vétérinaire » par arrêt du Conseil d'Etat du 3 juin 1764. » (G. Neumann. — *Biographies vétérinaires*, Paris, 1896, p. 40).

(4) Avant 1789, on entendait par *Généralité*, « l'étendue de la juridiction d'un bureau de trésoriers de France. » (Trousset).

tenter de suivre l'exemple. Je dis *à tenter*, car, ainsi qu'on le verra par la suite, il lui fallut deux ans pour aboutir (1).

L'initiative première en revient au Bureau d'Angers.

En effet, le 27 mai 1763, M. Cotelle, qui remplissait alors à ce bureau les fonctions de Secrétaire perpétuel, faisait à celui du Mans la proposition suivante : « Solliciter de Monseigneur l'Intendant (2) d'imiter ceux du Dauphiné, de Picardie, du Limouzin, de Moulins, et de choisir trois élèves dans la Généralité, un par Province, pour l'Ecole vétérinaire de Lyon ».

Cette proposition, amplement motivée, survenait à l'occasion d'une maladie contagieuse qui régnait à cette époque même sur les bestiaux des trois provinces de la Généralité. Le Bureau du Mans s'empressa d'y applaudir (21 juin), mais l'on convint de porter à *deux* le nombre des élèves qui devraient être envoyés par chaque province à l'école vétérinaire (28 juin).

Entre temps, M. le Marquis de Turbilly, membre au Bureau d'Angers, avait demandé au Directeur Bourgelat des renseignements sur les conditions d'entrée dans son Ecole et sur l'organisation des études. La réponse, écrite de Lyon le 26 juin 1763, fut communiquée au Bureau du Mans dans sa séance du 12 juillet (3). Voici, dans son texte intégral, ce curieux document :

« Les conditions auxquelles on est admis, Monsieur, dans l'Ecole Royale (4) vétérinaire, ne sont pas fort onéreuses : les

(1) La plupart des documents qui m'ont servi à édifier cette seconde et principale partie de mon travail, ont été puisés dans les registres A, B, C, D, E, F, des délibérations du *Bureau d'Agriculture du Mans* (1761-1788) conservés aux archives de la *Société d'Agriculture, Sciences et Arts de la Sarthe*. Pour éviter de trop nombreux renvois au bas des pages, je me bornerai donc à indiquer entre parenthèses, dans le texte même, quand il y aura lieu, les dates des séances du Bureau se rapportant aux faits avancés. Elles suffiront, le cas échéant, pour les recherches du lecteur.

(2) *L'Intendant* était le personnage placé par le roi à la tête de l'administration d'une Généralité ou d'une Province.

(3) *Registre A des délibérations*, folio 362.

(4) Bourgelat semble anticiper sur les événements en qualifiant de *royale* son Ecole ; mais une lettre de Bertin, de mai 1764, citée par MM. Railliet et Moulé dans leur *Histoire de l'Ecole d'Alfort*, p. 14, prouve que l'Arrêt du 3 juin 1764 n'a fait que confirmer un titre antérieurement accordé.

instructions y sont gratuites, l'entreprenneur est chargé de nourrir et de loger les élèves dans un seul et même hôtel au prix de 14 livres par mois pour chacun, ce qui est à raison d'environ neuf sols par jour, sur quoy, à la vérité, il ne fournit pas le vin.

« Plusieurs villes et plusieurs provinces se sont chargées de subvenir à l'entretien des sujets qu'elles m'ont envoyés ; la plupart d'entre elles joignent aux 14 livres par mois une somme de 11 livres à cet effet, d'où il résulte qu'elles payent 25 livres par mois à leurs élèves.

« Voicy, Monsieur, la manière dont elles satisfont à cet espèce d'engagement de leur part vis-à-vis des sujets qui contractent avec elles :

« 1° Ces mêmes sujets s'obligent par écrit de s'établir au sortir de l'École dans les provinces ou villes qui font les frais de leurs instructions, et au cas où ils ne s'y établiroient pas, ils se soumettent, sous la garantie de leur père, mère, tuteur ou curateur, à rembourser ces mêmes frais.

« 2° Ces mêmes villes ou provinces m'adressent une certaine somme pour subvenir à ces dépenses, par la raison que les sujets envoyés pourroient faire un mauvais usage de l'argent qui leur seroit confié; je remets cet argent à un de mes amis qui a bien voulu se charger du détail dont il s'agit, et lorsque la somme est épuisée, j'envoye à MM. les Intendants le compte des frais faits avec les pièces justificatives de ce même compte.

« Quant au temps à employer pour acquérir les connoissances nécessaires, je l'avois d'abord fixé à deux ans ; mais soit que j'aye cru qu'il étoit important de perfectionner les sujets, soit que ces mêmes sujets m'ayent paru avoir besoin d'une prolongation pour se livrer à l'étude d'une infinité d'objets auxquels ils doivent donner toute leur aplication, j'ay désiré qu'on me les laissât trois années.

« La première est employée à la connoissance des animaux considérés extérieurement, à l'étude de l'ostéologie et de la miologie (*sic*).

« La seconde à celle de la ferrure, de la connoissance des plantes, des bandages, à la répétition de ce qui a été apris dans la première et à un travail sur les viscères et sur le reste de l'anatomie.

« Dans la troisième enfin est un cours de phisiologie (*sic*), un cours de maladies externes et internes, un cours d'opérations et un cours de médicaments. Tout au surplus est comparé, et l'on aura l'avantage d'avoir non seulement des médecins d'animaux, mais des hommes qui pourront suppléer dans les campagnes au deffaut des médecins et chirurgiens.

« Au reste Monsieur, le plan que j'exécute est présenté aux élèves d'une manière si simple, que je parle plus à leurs yeux qu'à leur esprit ; et plusieurs provinces ont déjà ressenti l'utilité d'une Ecole que mon seul attachement pour M. le Controlleur Général (1) m'a engagé à former.

« Les réglements qui en établissent la discipline sont entre les mains de M. Parent (2) et il vous instruira mieux que qui que ce soit de nos succez et de mes vuës... (3) »

Dès le 8 juillet, M. Véron-Duverger, secrétaire perpétuel du Bureau du Mans, avait écrit à l'Intendant Lescalopier, le suppliant d'obtenir du Ministre la permission d'envoyer à Lyon deux élèves choisis dans chacune des trois provinces de la Généralité pour y être instruits gratuitement dans l'Ecole Royale vétérinaire ». Il ajoutait : « La Société désireroit pour rendre cet avantage complet, qu'il plut au Roy d'ajouter à cette grâce celle de la perpétuer pendant un certain nombre d'années, lequel seroit fixé affin qu'à ces premiers élèves une fois instruits on put en faire succéder d'autres, de sorte qu'il y en eut toujours deux de chaque province qui suiveroient cette Ecole. Deux seuls élèves dans de grandes provinces n'en pourroient soulager tous les cantons ni en faire (des élèves) de longtemps un certain nombre suffisant pour rendre cet avantage général : un homme instruit et en état d'opérer n'a souvent pas le talent d'en instruire d'autres et peut estre que des deux élèves aucun ne voudroit ou aurait interrest de ne le pas faire.

La Société se flatte d'obtenir de votre zèle, de votre crédit Monseigneur et de la protection dont vous l'honorez, l'heureux succès de cette affaire ». (4).

(1) Bertin, Contrôleur général des Finances.

(2) Premier commis des finances.

(3) Bourgelat avait des attaches dans le Maine par sa femme, « dame Julie-Adélaïde Trusson, veuve de messire Jacques-Pierre Proa, écuyer, Prévôt général de l'Ile-de-France », qui était de Mamers. (*Inventaire-sommaire des Archives départem. ant. à 1790*, par MM. Bellée et Moulard ; série E-Supplément, p. 251).

(4) *Registre 2me pour les copies des lettres du Bureau d'Agriculture du Mans* (page 170).

Choix des Elèves

« MM. de Tours » ayant, à la fin de juillet, fait choix de leurs élèves (les sieurs Morice *Pata* et François *Lestraves*), pour l'Ecole de Lyon, en avisèrent leurs collègues du Mans. Ceux-ci décidèrent alors d'informer les membres associés des 30 cantons « de l'objet de cet établissement, pour les engager à se procurer de bons sujets en état de profiter de ces instructions utiles et intéressantes pour la province, affin d'en faire un bon choix. » (2 août 1763). Ils devaient être âgés d'au moins 17 à 18 ans.

On craignait de manquer de candidats. Il n'en fut heureusement rien.

Le 23 août, M. Duverger annonça à la Société « qu'il s'en présentoit un natif de la Ville (Le Mans), de l'âge de 27 ans, lequel a fait ses études complètes, qu'on l'a assuré avoir de l'intelligence et de la capacité, nommé François *Le Boucher*, de la paroisse de Saint-Pierre-de-la-Cour, fils du sieur René Le Boucher marchand. La Compagnie ayant désiré qu'il se présentât, et luy étant mandé et entré, il a montré l'attestation de son Curé qui certifie ses bonnes mœurs et sa sagesse, celles de ses professeurs, entre autres du Révérend Père Toury, de l'Oratoire, qui marque qu'il a suivi son cours de phisique avec assiduité et progrès. Sur quoy la Compagnie, pour satisfaire au désir dudit sieur Le Boucher et sur la promesse qu'il a faite de faire souscrire par son père de ne s'établir dans l'art vétérinaire après les cours qu'il suivra à Lyon, que dans cette province, l'a accepté et reçu en qualité d'élève et promis de le proposer à M. l'Intendant lorsqu'on en aura choisi un second » (1).

Le 30 août, M. de la Touche présenta à son tour « le sieur Nicolas *Grenouillet*, fils de Nicolas Grenouillet, marchand forain, de la paroisse de Saint-Ouen de cette ville ». Ayant entendu la lecture de plusieurs certificats dont il étoit pourvu, l'un du Révé-

(1) *Registre A*, folio 391.

rend Père Seichet de l'Oratoire qui marque qu'il a fait sa seconde avec assiduité et beaucoup de fruit, l'autre de son curé qui certifie sa sagesse et ses bonnes mœurs, ainsi que de son extrait de baptême par lequel il paroist (*sic*) âgé de 18 ans environ », la Compagnie jugea le sieur Grenouillet capable de remplir l'objet de la Société et le choisit comme élève, « ce à quoy il feroit aussi obliger son père pour s'assurer de la dépense et de l'utilité des frais que Sa Majesté veut bien faire en sa faveur et celle de la province seulement » (1).

La candidature d'un autre sujet recommandé par M. Roquain, receveur du grenier à sel de Ballon, associé, ne fut même pas examinée quoique — ou parce que — ayant déjà acquis « des connoissances dans cet art par l'apprentissage qu'il en a fait sous le nommé Foässier, médecin de bestes et restaurateur de cette ville », dont j'aurai bientôt l'occasion de reparler. Le prétexte trouvé pour expliquer cette éviction fut qu'il ne voulait « faire par luy-même aucune dépense pour suivre les cours de cette Ecole, telles que celles de l'habillement et du voyage, ce à quoy Sa Majesté n'entend point s'obliger envers les Elèves ». Motif purement spécieux comme on le verra tout à l'heure.

La Société avait d'ailleurs ses deux élèves, mais une enquête faite sur Grenouillet au point de vue de la conduite et des mœurs ne lui ayant pas été avantageuse, elle revint sur sa décision et l'évinça. Il restait donc une vacance qui ne tarda pas à être comblée.

Le 13 septembre en effet, deux autres sujets se présentèrent, les sieurs *Augis* et *Drugeon*. Ils étaient pourvus de bonnes attestations et « connus dans la ville du Mans » dont ils étaient natifs. Après les avoir interrogés, la Compagnie, à la pluralité des voix, crut devoir donner la préférence à François-Antoine Drugeon, de la paroisse de Gourdaine, âgé de 17 ans, fils du sieur Louis Drugeon, bourgeois.

Deux jours après, l'Intendant était avisé du choix définitif du

(1) *Ibidem*, folio 402.

Bureau du Mans qui présentait à son acceptation les sieurs François Le Boucher et François-Antoine Drugeon. « Ils attendront vos ordres ainsi que la Compagnie, pour se rendre à Lyon », disait M. Véron-Duverger, dans sa missive.

Ces ordres devaient se faire attendre longtemps.

Nouvelles démarches. – Départ des Elèves.

Pendant les vacances de la Société, six associés trouvèrent chacun un candidat, mais ces propositions ne furent même pas examinées.

A la fin de novembre, on n'avait encore reçu aucune réponse de M. Lescalopier au sujet des élèves. On lui rappela le 30 la délibération du 14 septembre en lui demandant à nouveau la permission de les envoyer à Lyon. On ajoutait : « Ces jeunes gens craignent le retard et peuvent se dégoûter ou changer de sentiment ».

On écrivit en février 1764 à Messieurs d'Angers pour les prier d'accélérer le départ des six sujets des trois provinces (7 février). Ils paraissaient être un peu cause du retard, leur second élève n'ayant été choisi qu'à la fin de janvier.

Mais ce que l'on avait prévu semblait devoir se produire. Drugeon s'impatientait et à la séance du 21 février, M. Moynerie, son curateur, déclara que si le départ tardait trop longtemps encore, il changerait sûrement d'avis.

La Compagnie n'en pouvait mais et douze longs mois se passèrent sans que l'Intendant reparlât des élèves pour l'Ecole vétérinaire.

Enfin, le 26 février 1765, le Directeur, M. de Lorchère, annonça que le Contrôleur général avait autorisé M. Lescalopier à envoyer à Lyon les 6 sujets de la Généralité.

Drugeon, comme bien l'on pense, avait depuis longtemps renoncé à sa place. Et le Bureau ne possédait plus alors qu'un élève, Le Boucher, qui, plus patient que son camarade, avait persisté dans son intention. On se rabattit alors sur *Augis*, qui s'était présenté l'année précédente en même temps que Drugeon. Il accepta avec reconnaissance l'offre qu'on lui faisait, mais ayant de concert avec Le Boucher fait observer que le voyage était long et dispendieux, on leur promit d'en demander à l'Intendant la dépense (1).

Ils remirent au secrétaire perpétuel leur extrait de baptême ainsi qu'un certificat de vie et de mœurs de leur Curé, et leurs noms furent transmis à l'Intendance par M. Duverger. Dans sa lettre, celui-ci « remercie M. Lescalopier de la bonté qu'il a eu pour la Généralité d'obtenir du Ministre l'instruction gratuite à l'Ecole de Lyon en faveur de ses six élèves », et il lui fait remarquer que « l'art vétérinaire, dans les trois provinces, y *croupit dans la plus grande ineptie, et cause de grands dommages à l'agriculture* ». C'est pourquoi la Compagnie, « espérant beaucoup de la sagesse, de l'intelligence et du désir de s'instruire que montrent les sieurs Boucher (*sic*) et Augis, vous supplie d'approuver le choix qu'elle a fait de ces deux sujets et en même temps d'accorder une somme pour les ayder à faire le voyage de Lyon ... »

L'Intendant répondit favorablement, « observant que les Elèves de la Société peuvent être assurés en outre que le logement et la nourriture à Lyon ne seront pas à leur charge, indépendamment des autres douceurs qu'on pourra leur procurer » (19 mars 1765).

Mais l'ordre de départ n'arrivait toujours pas.

On apprit que l'abbé Cotelle, secrétaire au bureau d'Angers, avait été chargé d'écrire à M. Bourgelat « équier du Roy, chef de l'Académie de Lyon, correspondant de l'Académie royale des sciences de Paris », afin de connaître le moment opportun pour l'arrivée des élèves à l'Ecole.

Ceux-ci s'impatientaient à nouveau. « Il est à craindre qu'ils se dégouttent et prennent un autre parti », écrit-on d'Angers à

(1) On se rappelle qu'un candidat avait été évincé pour avoir refusé de supporter ces frais.

Tours. M. Duverger, le 30 avril, déclare « qu'il a beaucoup de peine à calmer la même impatience d'Augis et de Le Boucher : ils sont continuellement chez lui et sont encore venus aujourd'huy pour le prier d'engager la Compagnie à prendre une résolution définitive à leur égard »

Quant à ceux de Tours, ils avaient « démissionné ». Le Bureau, obligé par suite d'en chercher d'autres, était rendu responsable de ce long retard.

De tous côtés l'on avait écrit à Bourgelat. Il se décida enfin à répondre à l'Intendant, dans les premiers de mai, mais à côté de la question : « Il dit en effet, qu'il est appelé à Paris pour les haras et qu'il va établir une seconde École vétérinaire en cette capitale, que la Société peut choisir de ces deux Ecoles de Paris ou de Lyon, que les élèves seront bien reçus à Lyon si l'on veut préférer celle cy... »

Il semble bien que le Directeur général des Ecoles royales vétérinaires ait voulu gagner du temps pour attirer des élèves à sa nouvelle Ecole. Quoiqu'il en soit, on lui préféra Lyon à bien des égards, mais surtout parce que l'on était pressé et que l'Ecole de Paris n'était pas encore ouverte.

M. Genty, premier secrétaire de l'intendance, était harcelé par les trois bureaux. N'ayant pas été éclairé par Bourgelat, il leur annonça qu'il s'était adressé à son suppléant à Lyon, M. Fargeaud, espérant être plus heureux de ce côté.

En effet, le 10 juin, la copie de la réponse de ce dernier, datée du 4, était transmise au Bureau du Mans. Il y est dit tout d'abord :

« Qu'on peut commencer et suivre en tout temps l'Ecole parce qu'il y a des classes pour les commençants comme pour les plus avancés ». Ensuite on y retrouve les renseignements contenus dans la lettre de Bourgelat du 26 juin 1763 :

« 1° Que l'auberge ou pension pour les Elèves est de 14 livres par mois pour le logement et la nourriture sans vin ;

« 2° Qu'on leur donne 11 livres par mois à chacun pour leur

entretien, ce qui fait en tout 25 livres par mois et 300 livres par an ;

« 3° Qu'en outre cette somme, « le gouvernement des maladies est payé par MM. les Intendants qui accordent aussi des gratifications aux élèves lorsque par leur bonne conduite et par leur application ils font des progrès, affin de les encourager ou pour punir ceux qui ne s'appliquent pas ».

La lettre de M. Genty, qui accompagnait cette copie, parlait enfin de l'envoi des élèves. Elle contenait l'ordre de leur mise en route de façon que tous les six se trouvassent réunis à Tours le 26 juin pour être dirigés le 28 sur Lyon. Augis et Le Boucher recevraient 6 livres pour se rendre du Mans à Tours et 30 autres livres pour terminer leur voyage.

Les deux futurs premiers vétérinaires du Maine quittèrent donc le Mans le 24 juin 1765, munis de lettres de remerciements pour MM. Genty et Fargeaud. Il y avait *près de deux ans* (*vingt-deux mois* exactement), que Le Boucher, âgé maintenant de 29 ans, avait été agréé par le Bureau d'Agriculture, et qu'il attendait ce bienheureux jour. Augis, admis seulement le 26 février, quoique ayant été présenté à la Société, on se le rappelle, en septembre 1763, n'avait eu à patienter que quatre mois.

Leur voyage se passa sans incidents. Ils s'étaient sans doute montrés « sages » comme on le leur avait bien recommandé. Avec leurs camarades d'Anjou et de Touraine, ils arrivèrent à Lyon le 12 juillet et se présentèrent le même jour à M. Fargeaud. Celui-ci leur fit un excellent accueil ; il les installa dans la pension de l'Ecole, leur donna les instructions convenables sur la conduite qu'ils devraient tenir et poussa l'amabilité jusqu'à les recommander aux professeurs (1).

Bourgelat renouvela donc en vain la manœuvre que j'ai

(1) Lettre de M. Fargeaud au Bureau du Mans, du 15 juillet 1765. (*Registre B des délibérations* (1764-1768), folio 136).

signalée plus haut en annonçant, de Paris, le 21 juillet, qu'il « étoit occupé de l'Etablissement d'une nouvelle Ecole vétérinaire ». Les élèves des trois provinces étudiaient déjà à Lyon.

On le verra pourtant plus tard réussir à retenir à Alfort Augis et Le Boucher à leur sortie de l'Ecole de Lyon.

Projets d'Ecoles vétérinaires dans la Province

Je laisse maintenant à leur heureux sort les deux protégés du Bureau d'Agriculture du Mans. Pendant trois années, ils feront honneur à leur province, remportant de multiples succès soit dans les concours publics ouverts sur les diverses matières de l'enseignement vétérinaire, soit dans les missions sanitaires qui leur seront confiées. Ils se plaindront bien de temps à autre de la nourriture et du logement peu confortables offerts par la modeste pension de l'Ecole; ils solliciteront parfois de l'Intendant quelques subsides pour se procurer « des livres et des instruments » ou s'octroyer de légères « douceurs » ; mais leurs fréquentes lettres à la Société aussi bien que les attestations des maîtres (1) témoigneront toujours de leur assiduité, de leur application, de leur ardent désir de réussir et de répondre ainsi au vœu patriotique de leurs bienfaiteurs (2).

La Société avait donc obtenu, dans la lutte entreprise contre l'empirisme florissant, un résultat très important. Le principe de l'établissement dans le Maine de véritables vétérinaires instruits méthodiquement de toutes les choses de leur art était dès lors brillamment consacré. Mais il fallait attendre longtemps

(1) Notamment du célèbre Abbé Rozier, agronome et botaniste, auteur du *Cours complet d'agriculture*, alors directeur de l'Ecole, lequel fut tué dans son lit par une bombe, pendant le siège de Lyon, le 28 septembre 1793.

(2) Le lecteur trouvera dans ma *Notice historique et biographique sur François Augis* (Bulletin de la Société d'Agric., Sc. et Arts de la Sarthe, 1906), tous les détails sur le séjour d'Augis et de Le Boucher à l'Ecole vétérinaire de Lyon.

encore avant de retirer les fruits que l'on était en droit d'espérer de cette première victoire, toute morale en somme, de la vérité scientifique sur l'erreur routinière des siècles disparus.

Aussi, quelques membres, inspirés du plus pur « zèle patriotique », résolus à mener le bon combat d'une façon plus immédiatement efficace, émirent-ils l'idée de créer dans la province une *Ecole vétérinaire*. Cette idée fut soumise à l'Intendant qui répondit en substance (22 décembre 1765), que si, dans sa pensée, il était bien entendu que les élèves envoyés à Lyon devraient « en instruire d'autres » à leur retour, il s'occuperait néanmoins « avec plaisir *d'établir une Ecole dans la Généralité* ».

Quelques semaines plus tard, curieuse coïncidence, le Bureau apprenait par le n° 15 de la *Gazette d'agriculture*, l'ouverture à Limoges d'un établissement de ce genre. Cet évènement faisait honneur à l'initiative de la Société d'Agriculture de Limoges et marquait « la protection que son Intendant, M. le chevalier de Turgot (1), lui accordoit » ; il semblait devoir être « d'une conséquence infinie dans une province où, comme dans les autres, l'art vétérinaire croupit dans la plus grande ignorance » (25 février 1766).

Les choses restèrent en l'état jusqu'au mois d'août suivant. C'est alors que M. de Lozé, associé du canton de Mayenne, adressa un mémoire au Bureau sur *les moyens d'obtenir la meilleure espèce de bétail dans le Bas-Maine ;* il les faisait consister en deux points :

1° Placer dans chaque paroisse deux ou trois taureaux de belle espèce avec exemption de collecte et corvée publique, etc.

2° *Etablir une Ecole vétérinaire à Mayenne* (capitale du Bas-Maine), « *pour se parer de l'ignorance de ceux qui exercent cet art dans le canton, lesquels causent des pertes continuelles aux nourriciers, ce qui les décourage* » (12 août).

(1) Qui devint ministre des finances sous Louis XVI.

Impatient d'aboutir, et animé d'un beau zèle, M. de Lozé s'offrait « d'aller acquérir des connoissances dans cet art à l'Ecole vétérinaire de Paris (1) (Alfort), n'ayant appris jusqu'ici que par sa propre expérience et sans principes, et de tenir ensuite une Ecole gratuite à Mayenne pendant quelques années pour instruire les gens du métier ».

La Société lui fit représenter que si « ses deux élèves à Lyon continuoient leur application aux instructions de l'Ecole, ils pourroient par la suite être en état de former des Ecoles publiques ; qu'au surplus, s'il vouloit suivre son projet, elle seroit toujours disposée à seconder ses vues patriotiques ».

Tout en adhérant au projet de son associé, elle ne voulait pas risquer d'indisposer le nouvel Intendant — M. du Cluzel — et le Ministre, en brusquant les choses. Et puis, à la vérité, elle préférait voir s'ouvrir l'Ecole au Mans plutôt qu'à Mayenne. Il ne fut d'ailleurs à nouveau question de sa « nécessité » qu'au mois d'avril 1767.

A la séance du 2 juin, on eut l'occasion de s'occuper d'empirisme. Je cite textuellement le procès-verbal : « M. Duverger a fait part à la Compagnie des observations de M. de Mozé (associé) à propos de la demande qu'a faite à la Société M. du Cluzel par sa lettre du 22 may conformément à celle de M. Bertin du 7. M. de Mozé s'étoit chargé de demander au sieur Foissier (de Ballon), *le moins ignorant des gens qui exercent l'art vétérinaire dans ce pays*, l'état et le dénombrement des maladies différentes auxquelles sont le plus sujets en ces cantons les bœufs, vaches, cochons, chevaux, etc., avec leurs dénominations locales et ce qui peut les caractériser. Cet homme (*sic*) lui répondit qu'il y travailleroit très volontiers, *mais que cette énumération étoit si immense qu'il ne peut se la rappeler qu'au fur et à mesure que l'occasion se présentera de traiter ces différentes maladies, qu'il est d'ailleurs si préoccupé du tra-*

(1) Installée dans l'ancien château d'Alfort, elle ne s'ouvrit que le 1er octobre 1766.

vail continu de son métier qu'il ne le peut interrompre et que de très longtemps il ne pourra remplir les désirs de la Société ».

Le sieur Foissier ne pouvait avouer avec plus de sotte suffisance sa parfaite nullité. *Ab uno disce omnes!* C'est ce que comprit la Compagnie qui s'empressa d'édifier l'Intendant et de le « *supplier d'établir une Ecole vétérinaire au Mans*, dans le cas où les deux jeunes gens se rendraient capables de la tenir en les laissant assez longtemps à celle de Lyon pour s'y perfectionner » (16 juin).

M. du Cluzel promit alors de s'informer auprès de M. de Turgot, Intendant à Limoges, « des mesures qu'il y auroit à prendre sur cet objet ».

De son côté, M. de Lozé, revenant à la charge, annonça qu'il persistait dans son idée d'aller à Paris « pour acquérir les connoissances qu'il ne peut se procurer par son étude particulière dans cet art, afin de s'y perfectionner *et de continuer de l'exercer gratuitement et charitablement dans son canton*; et en même temps y tenir une école gratuite pendant quelques années jusqu'à ce que les quelques élèves qu'il pourra y former soient en état de la continuer à l'avantage du pays ». Il ajoutait qu'il « a proposé ce projet à M. Bertin, ministre » (30 juin).

Les choses paraissaient donc prendre une tournure sérieuse et favorable lorsque M. de Lozé fit parvenir au Bureau une lettre de M. Bertin, datée de Paris, 10 juillet. Le ministre disait que M. du Cluzel lui avait bien fait part du désir de la Société de voir créer au Mans une Ecole vétérinaire, « mais qu'en attendant que les circonstances le permissent, la province du Maine comme beaucoup d'autres, devrait envoyer plusieurs élèves *à l'école de Charenton* (Alfort) ; ceux-ci, en s'y multipliant, rendroient au Maine les services qu'on peut espérer d'une Ecole de laquelle, en même temps, *ils faciliteroient l'établissement.* » Il dissuadait M. de Lozé « d'aller s'instruire à Charenton » et assurait qu'il était « touché de la nécessité d'avoir dans le Maine nombre de personnes au fait des maladies des bestiaux. »

M. Bertin laissait percer le bout de l'oreille. Ami intime de Bourgelat aux efforts duquel il avait puissamment aidé, il lui importait beaucoup plus d'assurer le succès de son école préférée que de voir se former en province des établissements similaires concurrents dont la réussite lui paraissait d'ailleurs tout au moins problématique.

Je ne sais si les membres de la Société se rendirent compte de cette arrière-pensée du Ministre, mais, en tout cas, ils étaient déçus dans leur espoir. Ils ne lui en exprimèrent pas moins leur reconnaissance tout en remarquant que l'envoi de nouveaux élèves aux Ecoles entraînerait « de grandes charges pour la province. » (14 juillet).

Un mois plus tard (18 août), M. Verrier, secrétaire au Bureau de Tours, transmettait au Mans la réponse de Turgot à M. du Cluzel sur l'Ecole de Limoges : Fondée par lui, « elle n'y a pas fait de progrès, par le défaut de sujets et d'émulation dans sa province, pourquoi *il ne lui conseille pas d'entreprendre cet établissement dans la généralité de Tours.* »

Cette fois, l'écroulement des espérances du Bureau d'Agriculture était complet. Les Ecoles vétérinaires du Maine étaient mortes avant que de naitre. Il n'en devait plus être question.

Envoi de nouveaux élèves aux Ecoles vétérinaires. Une visite à l'Ecole d'Alfort.

Deux ans s'étaient déjà écoulés depuis l'entrée à l'Ecole de Lyon des protégés du Bureau d'Agriculture. Il devenait temps de songer — puisque tout autre projet devait être maintenant abandonné — à profiter des bonnes dispositions du Ministre et, pour se conformer à son désir, à faire choix de nouveaux sujets.

On écrivit donc dans ce sens à M. du Cluzel, en lui signalant la nécessité d'avoir « un plus grand nombre d'élèves à l'École vétérinaire pour le soulagement du plat pays et le libérer des pertes continuelles qu'il éprouve de l'ineptie des gens qui exercent cet art. » Contre toute attente, l'Intendant répondit le 28 août 1767 que s'il approuvait l'attention de la Société sur cet objet important, il différait « à une autre circonstance plus favorable de prendre des arrangements conséquens, attendu qu'au lieu de charger le plat pays de nouvelles impositions, quelque légères qu'elles fussent, pour remplir les désirs de la Société, le Gouvernement au contraire cherchait à les alléger et à les diminuer. »

C'était là, de la part de l'Intendant, aller à l'encontre des vues de M. Bertin, son ministre. Aussi, la Compagnie, convaincue « qu'une très modique dépense de cette espèce dédommageroit au centuple la province de cet entretien par les avantages considérables qu'elle en retireroit en faveur de la population du bétail qui fait sa principale ressource et de sa conservation dans les temps fâcheux d'épidémies » (1), résolut-elle de passer outre et de recruter des candidats aux écoles vétérinaires.

Elle fit tout d'abord, à cet effet, insérer l'avis suivant dans l'*Almanach du Maine* (2) :

« Le Roi a établi à Charenton près de Paris une seconde Ecole Royale Vétérinaire, à l'instar de celle de Lyon, sous la direction de M. Bourgela (*sic*), connu et très accrédité par ses solides et grandes connoissances dans les maladies des chevaux et des bestiaux. Tous les Elèves de bonnes mœurs et de bonne conduite, intelligens, et qui sçavent bien écrire pour suivre les différens Cours qu'on y professe, y sont reçus et instruits dans la pratique de cet art intéressant.

« La Société ne croit pas devoir laisser ignorer la satisfaction qu'elle a du progrès que font dans l'Ecole Royale Vétérinaire de Lyon, les deux Elèves qu'elle a eu la permission du Ministre d'y envoyer en 1766 (3), les sieurs Augis et le Boucher. Ils s'y distinguent au contentement des supérieurs jusqu'à mériter des marques de leur générosité. La Société attend avec empressement leur entière perfection dans cet art et leur retour qui ne pourra être qu'utile et avantageux à leur Patrie. »

(1) *Registre B*, folio 521. Séance du 24 novembre 1767.
(2) *Almanach ou Calendrier du Maine* pour 1768, p. 54.
(3) Date erronée : c'était en 1765.

Dans cet avis, le Bureau avait soin de faire discrètement allusion aux gratifications accordées à diverses reprises par M. du Cluzel aux élèves de Lyon. Néanmoins, peu satisfait de son attitude présente et de son silence prolongé au sujet des nouveaux élèves, il n'hésita pas à mettre M. Bertin au courant de la situation (28 avril 1768), lui signalant en outre son refus d'aider Augis et le Boucher dans l'achat de l'uniforme que l'on exigeait d'eux.

Cet acte imprudent de courageuse hostilité pouvait avoir des conséquences désastreuses pour la Société. Il n'en fut rien tout d'abord; au contraire, il semble qu'il ait eu pour résultat immédiat de faire octroyer au mois de juillet une somme de 50 livres à chacun des deux élèves, ce dont M. Duverger, au nom du Bureau, s'empressa de remercier M. du Cluzel, en lui demandant derechef d'augmenter leur nombre proportionnellement « à l'étendue de la province afin qu'elle puisse profiter de cet avantage dans tous ses cantons. » Mais, persistant dans son refus, il répondit aussitôt « qu'étant obligé de ménager les dépenses publiques, l'insuffisance des fonds ne lui permettoit pas de procurer actuellement cet avantage à la Province. »

Sur ces entrefaites, M. le secrétaire perpétuel au Bureau du Mans s'en alla visiter Alfort. Il rendit compte de son intéressant voyage à la séance du 30 août: « M. Duverger, lit-on au procès-verbal, a dit avoir été voir l'École Royale Vétérinaire de Charenton (*sic*) dont M. Bourgelat a eu la complaisance de luy faire observer et visiter toutes les dispositions qui sont dans le plus bel ordre tant pour l'instruction des inspecteurs des haras qui ont leur Ecolle séparée des Elèves, que pour la pharmacie, les différens laboratoires, la galerie des anatomies de toutes sortes d'animaux, soit en squelettes, soit injectés, et qui sont l'ouvrage des Elèves, les différentes écuries séparées et destinées à chaque genre de maladies, enfin le jardin des plantes dans la connoissance desquelles les Elèves sont instruits deux fois la semaine, etc.

« M. Bourgelat luy fit l'éloge de l'application que M. de Clinchamps, inspecteur général des haras de ce département, a faite à cette Ecole, et du sieur Péret (1), de Courcelles, que M. le Comte de la Suze entretient à ses frais à cette Ecole et duquel il fait beaucoup de cas. Exemple de générosité qu'il seroit utile de voir suivre par les autres Seigneurs de la Province. »

Cependant, les études des élèves de Lyon touchaient à leur fin. Leur retour, attendu pour les derniers jours d'octobre, était si bien escompté par la Société qu'elle revint encore une fois à la charge auprès de l'Intendant afin de pourvoir sans délai à leur remplacement. Il semble que cette fois, convaincu ou forcé, il ait autorisé la présentation de deux autres sujets, car l'*Almanach du Maine* pour 1769 contient cet avis :

« La *Société* ne laissera point ignorer le retour en cette ville (Le Mans) des sieurs Boucher de la Poterie (?) et Augis, des Etudes qu'ils ont suivies pendant trois ans consécutifs, à l'Ecole Royale Vétérinaire de Lyon, à la satisfaction de leurs Professeurs et Démonstrateurs, aux frais du Gouvernement, lequel par grâce pour cette Province, *veut bien admettre pour les remplacer, deux nouveaux Elèves* pour la même Ecole, afin de les instruire dans ce même art très intéressant pour la Province. La *Société* désire qu'il se présente de nouveaux sujets, intelligens et en état de profiter des mêmes instructions » (2).

Le Bureau d'Agriculture du Mans, prenant à propos du retour de ses premiers élèves, son désir et son espoir pour une réalité, avait compté sans Bourgelat qui, par divers moyens, s'employait à faire prospérer son école d'Alfort. Aussi devait-il bientôt déchanter. En effet, au moment où, prévenu par Augis et le Boucher de leur départ de Lyon, il se félicitait de leur heureuse et prochaine arrivée, le Directeur général des Ecoles Royales Vétérinaires avisait M. du Cluzel, par lettre en date du 22

(1) *Péret* ou *Perret* sortit breveté d'Alfort en 1772 après s'y être distingué. Il s'établit d'abord à La Flèche en Anjou, puis n'y ayant pas réussi, il passa à Angers quelques mois plus tard avec la permission de l'intendant.
(2) *Almanach ou Calendrier du Maine* pour 1769, p. 92.

octobre, que ces jeunes gens « s'étant présentés à lui à leur passage de Lyon au Mans, il les a trouvés plus instruits sur la théorie que sur la pratique, et qu'ayant besoin d'acquérir encore dans cette dernière partie des connoissances sous ses yeux pour se rendre plus utiles à la Généralité, il les gardera quelque temps s'il veut bien y consentir. » En communiquant cette malencontreuse missive à la Société, l'Intendant l'informait qu'il avait acquiescé au désir de Bourgelat, dans l'intérêt de la province, et s'empressait d'ajouter « qu'à ce moyen, le Bureau d'Agriculture du Mans devait différer de lui présenter de nouveaux Elèves, jusqu'au retour des deux autres. » (22 novembre 1768).

Si près d'atteindre le but, c'était vraiment jouer de malheur, et il y avait de quoi décourager les meilleures volontés. Pourtant la docte Compagnie, confiante à juste titre dans la réussite finale de sa patriotique entreprise, protesta « doucement » et ne se tint pas pour battue. Comme si de rien n'était, elle continua à accueillir et à discuter les demandes des candidats vétérinaires.

Plusieurs s'étaient déjà présentés, soit d'eux-mêmes, soit sous le patronage des membres de la Société. Entre autres, *Couasnon*, de Fresnay, au Bas-Maine, 25 ans « qui a fait sa philosophie, très intelligent, spirituel, etc. , — *Callu* (Antoine-Jean-Benoît), de Savigné-sur-Braye au canton de Saint-Calais, 17 ans, présenté par MM. Du Châtellier et de la Tabaize, associés, « muni de plusieurs certificats de bonnes mœurs », et ayant « de l'ouverture plus que les jeunes gens de son espèce », — *Féty*, de Connerré, 28 ans, proposé par M. de Foisy, « très intelligent et paroit avoir beaucoup de goût pour cet art », et deux autres, de La Suze, âgés de 13 à 16 ans, que l'on trouva naturellement trop jeunes.

Le choix de la Société s'arrêta sur les deux premiers, et lorsque, au mois de janvier 1769, l'Intendant, stimulé par M. Bertin, se décida enfin à lui demander de désigner des sujets pour l'Ecole vétérinaire, elle put tout de suite lui présenter ses candidats.

Le Ministre avait en effet fait part à M. du Cluzel de sa formelle intention d'envoyer non pas deux, mais quatre nouveaux élèves du Maine : « Le Maine, disait-il, ayant pour principal commerce celui du bétail, a plus besoin que les autres provinces de vétérinaires » (1).

Aussitôt que la Société eut connaissance, par une lettre de son secrétaire perpétuel, de cette sorte de mise en demeure à l'Intendant, elle lui envoya une supplique à l'effet d'accorder quatre élèves à la province « où le commerce et le nouri (?) des bestiaux forment une branche principale de ses richesses. » Dans cet espoir, elle adjoignait à Couasnon et Callu, le nommé *Guillois,* fils d'un maréchal de Bazougers, près Laval, « qui est déjà rendu à Paris », en annonçant son intention d'en élire un quatrième dans le canton de Mayenne (21 février 1769). Cette promesse était nécessitée par la volonté nettement exprimée de M. du Cluzel, de n'accepter cette fois que des sujets du Bas-Maine, Augis et le Boucher devant s'établir au Mans. Or, elle n'en avait pas tenu pleinement compte en désignant Callu qui était de Saint-Calais, ce qui l'avait fort mécontenté.

Du reste, il avait contre elle d'autres motifs de rancune, on vient de le voir, et il la manifesta en évinçant non seulement Callu, mais encore son candidat préféré, Couasnon, pour donner la préférence à Guillois et au nommé *Le Bretton* Charles, « apprenti chirurgien, natif de Céaucé près Mayenne, âgé de 23 ans », que lui avait présenté M. de Lozé, associé du Bureau du Mans au canton de Mayenne. Ce dernier choix n'était pas très judicieux, comme on s'en apercevra tout à l'heure.

Guillois entra donc à l'Ecole d'Alfort où M. Duverger le vit en mars. Le Bretton, désigné pour Lyon (2), passa au Mans le 9 avril, se rendant d'abord à Tours. M. Duverger crut alors

(1) *Registre C des délibérations*, (1768-1771), f° 157.

(2) Bourgelat avait, pour des raisons que je ne m'explique pas très bien, engagé M. du Cluzel à envoyer les nouveaux élèves à l'Ecole de Lyon où il comptait, disait-il, « se rendre au printemps avec de bons démonstrateurs. » (Décembre 1768).

reconnaître « dans ce jeune homme toutes les bonnes qualités et dispositions annoncées par M. de Lozé ». Il lui remit des lettres pour MM. Genty, premier secrétaire de l'Intendance, qui devait lui délivrer ses frais de voyage, et Péan, le nouveau Directeur de l'Ecole Vétérinaire de Lyon.

Ce n'était pas là le résultat souhaité, espéré, mais c'était quand même un résultat, et, devant les mauvaises dispositions de M. du Cluzel envers elle, la Société n'osa insister pour obtenir deux autres places.

L'Intendant de Tours et la Maréchalerie

Dans le choix des candidats aux Ecoles vétérinaires, la question de l'aptitude à la maréchalerie faisait l'objet de la principale préoccupation de l'intendant du Cluzel (1). Il attachait en effet à cette partie excentrique de la médecine des animaux domestiques une énorme importance, car personnellement, il la considérait comme étant « une des plus essentielles et ayant le plus besoin d'être réformée » dans la Généralité de Tours. C'est pourquoi, bien que résolu — selon toute apparence — à contrecarrer les sélections du Bureau d'Agriculture du Mans, il avait accepté Guillois, fils d'un maréchal-ferrant.

La Société était loin de partager cette manière de voir, ainsi qu'en témoigne la correspondance échangée à ce sujet.

Le 28 avril 1769, M. Genty, secrétaire de l'Intendance, demande tout d'abord au Bureau « s'il ne seroit pas plus avantageux de choisir les Elèves parmi les enfans, les élèves ou apprentis des maréchaux, la partie de la maréchalerie étant un objet également intéressant, et parce que naturellement ces gens nés pour cet état ou décidés à le suivre, s'y doivent plus attacher que d'autres élèves d'un état opposé à celuy-là. » Il paraît

(1) C'était peut-être pour répondre au désir de Bourgelat. Bourgelat Chabert, Huzard, etc., réclament ou réclameront en effet tous des maréchaux.

douter « que les sieurs Augis et le Boucher s'adonnent à la maréchalerie et craindre que, ne le faisant pas, l'exercice qu'ils feront du traitement des autres (?) animaux domestiques de la campagne ne leur devienne pas assez fructueux pour s'y soutenir. » (1)

Le 23 mai, M. Verrier, secrétaire de la Société au Bureau de Tours, « annonce que M. du Cluzel a proposé également de ne prendre par la suite, pour former des Elèves aux Ecoles vétérinaires, que parmy les enfans des maréchaux qui auront déjà par avance quelques principes de la forge, attendu, dit-il, qu'on a observé que tous ceux qui étoient dans ce cas ont mieux réussi que les autres ; qu'on regarde les théoriciens en cet art comme des médecins, et les autres comme de bons médecins et chirurgiens praticiens » (2).

Délibérant sur cette question (séance du 6 juin 1769), la Compagnie, qui avait déjà répondu amplement à M. du Cluzel, formule alors des réflexions marquées au coin du plus pur bon sens et de la plus saine compréhension des choses :

« Un bon médecin doit nécessairement être praticien dans tous les genres de maladies pour les bien traiter et suivre avec prudence, et c'est dans cette théorie et dans cette pratique qu'on enseigne au même tems dans les nouvelles Ecoles. Les principes de la ferrure des chevaux y sont également instruits, suivis et pratiqués. Quoy que nécessaire, l'art de ferrer s'acquiert par tous les gens appliqués à ce métier ; on conviendra qu'il n'est point aussy important que la pratique des maladies et traitement des chevaux et des bestiaux quelconques, que l'on a de tous les temps regardées comme plus multipliées *et plus difficiles à guérir sur ces animaux que sur les hommes*, et qui conséquemment exigent des connoissances très étendues, beaucoup de théorie et de pratique pour porter cet art à la perfection qu'on veut luy donner ; le fils d'un maréchal, qui ne connoit

(1) *Registre C des délibérations*, folio 182.
(2) *Registre C*, folio 196.

souvent encore que la forge et l'enclume dans son bas-âge, n'aura pas plus d'aptitude que l'enfant d'un autre artisan à acquérir la théorie et la pratique de la connoissance des chevaux et de leurs maladies ; ou s'il n'en avoit pris que d'après l'ignorance (*sic*) du père, peut-être y seroit-il aroutiné (*sic*) et plus difficile à l'en redresser, etc. *Enfin, il ne seroit prudent de donner la préférence au fils du maréchal qu'à égalité de mérite, de disposition et d'intelligence* ».

Ces considérants et leur conclusion nette et logique, transmis à l'Intendant, n'eurent pas le don de le convaincre. Une circonstance fortuite devait d'ailleurs venir à l'appui de ses exigences en leur donnant un semblant de raison.

Une vacance était imminente à l'Ecole de Lyon par suite de la demande de rappel formulée par le Bretton, le protégé de M. de Lozé. Il se plaignait (lettre du 3 juillet) que « pour l'instruction dans l'art vétérinaire on exigeoit celle *de l'état de maréchal* pour lequel il n'avoit ni l'aptitude, ni le goût, ni la force nécessaire ». Ce pouvait n'être là qu'un prétexte masquant son « indocilité » et son « dégous », si l'on s'en réfère à la lettre de M. Péan, Directeur à Lyon, du 10 juin. Quoi qu'il en soit, c'était un atout dans le jeu de M. du Cluzel qui, en faisant part de cette démission à la Société (22 juin), la pria de chercher un autre sujet dans le canton de Mayenne, *de préférence dans la classe des maréchaux*, « sans presser ce choix, » avait-il soin au surplus d'ajouter.

Ce n'était du reste pas chose très facile que de se plier à ce désir, les fils des maréchaux étant en général illettrés et par conséquent inaptes à suivre les cours théoriques des Ecoles. M. de Lozé, très affecté du retour de Le Bretton, promit de s'enquérir de son remplaçant ; mais ses recherches furent longues, et ce n'est qu'au mois de février 1770, c'est-à-dire au bout de sept mois, qu'il se détermina à proposer, à défaut d'autre, « le nommé *Coquereau*, âgé de 20 ans, fils de maréchal à Mayenne, travaillant chez son père, *sachant peu écrire et un peu grossier*, mais assez intelligent et désireux de s'instruire... ». Disons tout de suite que M. du Cluzel n'osa pas ratifier ce singulier choix.

Peu de temps auparavant, le Bureau lui avait refait ses objections « contre l'idée de n'envoyer que des sujets connaissant la maréchalerie », lesquels étaient d'ailleurs « introuvables au Mans (1) ».

Il lui fallut bien alors se rendre aux raisons de la Société d'Agriculture et modérer ses volontés sous peine de manquer complètement et indéfiniment de candidats. On convint donc d'un commun accord de demander désormais aux futurs postulants tout uniment de justifier d'une sorte de stage pratique dans des ateliers de bons maréchaux avant que de les admettre définitivement.

Quant à Le Bretton il n'était toujours pas remplacé, et cette vacance ne devait être comblée qu'un an plus tard par un sujet étranger au Maine, le nommé Louis *Bry* (2), que nous retrouverons à Lyon.

Choix et départ de deux autres Elèves
Retour d'Augis et de Le Boucher

Aussitôt après l'annonce de la démission de Le Bretton, M. du Châtellier avait encore, mais inutilement, recommandé Callu — éliminé, on s'en souvient, par l'Intendant au mois d'avril précédent — en raison des nouvelles conditions imposées. L'arrangement qui intervenait permit au Bureau de conseiller à son associé de Saint-Calais de faire travailler le jeune homme à la forge, ce qu'il s'empressa de faire.

(1) *Registre C*, folio 292.

(2) Le 8 janvier 1771, le Bureau du Man reçut de l'Intendant la « copie collationnée de l'acte de soumission en date du 14 décembre 1770, fait par Louis *Bry*, originaire de la paroisse de N. D. Doé, province de Touraine, qui, sous la garantie de son père Pierre Bry, maréchal, a demandé à être envoyé à l'Ecole vétérinaire et promet de s'établir et fixer à Mayenne. »

D'ailleurs, ces conditions toutes particulières étaient connues du public. Dans sa séance du 19 décembre 1769, la Compagnie avait en effet reçu et agréé « Joseph *Chassevent*, de la paroisse de Saint-Pierre-de-la-Cour, né à Rouessé-Fontaine, élection du Mans, âgé de 18 ans, connu pour être sage, de bonnes mœurs, intelligent, ayant le désir de suivre l'état de l'art vétérinaire et à cet effet d'obtenir une place gratuite dans les Ecoles », lequel s'était mis en apprentissage chez le nommé Chapron, maître-maréchal au Mans, « pour se conformer aux intentions de M. du Cluzel ».

La Société était tenue au courant des progrès que faisaient ses élèves à Alfort, soit par eux-mêmes, soit par Bourgelat, soit par l'Intendant qui leur avait témoigné à plusieurs reprises son entière satisfaction (1). Elle espérait leur retour pour la fin de l'année 1770, et, en possession de ses candidats qui « continuoient à travailler avec cœur à la forge », mais « faisoient des dépenses » et s'impatientaient (avril 1770), elle adressa le 30 mai la lettre suivante à M. du Cluzel :

« La Société d'agriculture a appris avec plaisir les progrès que font ses deux Elèves à l'Ecole vétérinaire, les sieurs Augis et Le Boucher ; le premier a été choisi par M. Bourgela (*sic*) pour aller satisfaire à la demande que les Etats d'Holande (*sic*) ont faite au Ministère de quelqu'un des Ecoles de France pour venir au secours de la maladie épizootique qui désole les Pays-Bas depuis près de deux ans (2).

« Le second a été envoyé de même en plusieurs provinces où il a eu le bonheur de réussir (3).

« Il est certain que ces jeunes gens se perfectionnent dans la pratique de leur art par ces différens emplois, et que c'est un avantage pour eux et même pour leur province lorsqu'ils y

(1) Il leur avait fait délivrer, notamment en avril 1769, 186 livres pour « les pourvoir des instrumens et des livres qui peuvent leur être nécessaires pour l'exercice de leur art. »

(2) Voir pour plus amples détails ma notice sur Augis.

(3) Dans la Brie (mai 1769), et en Basse-Normandie (juin 1769), avec Augis; chez le duc de Choiseul en octobre 1769 ; de nouveau dans la Brie en avril 1770 « où il s'est distingué par le plus grand succès dans une maladie épidémique qui faisoit périr beaucoup de moutons, de laquelle il a heureusement arrêté le progrès par ses cures et par ses préservatifs. »

reviendront, que d'acquérir plus de connoissances par la diversité de leurs travaux et de leur expérience.

« Cependant la Société fait depuis quelque temps une réflexion qu'ignorant le temps du retour de ces deux premiers Elèves que M. Bourgela désire perfectionner à dessein d'en faire des sujets distingués et que ce nombre n'étant pas suffisant pour toute l'étendue de l'Election du Mans et de celle du Château-du-Loir, il seroit à désirer que vous voulussiez bien vous déterminer à envoyer aux Ecoles au moins deux nouveaux sujets pour s'y instruire... C'est dans ces vues que la Société me charge d'avoir l'honneur de vous proposer, Monseigneur, deux sujets, l'un de l'Election du Mans, et l'autre pour celle du Château-du-Loir, qui depuis 8 à 10 mois sont en apprentissage chez les plus habiles maréchaux de leurs cantons, l'un à Ballon, et l'autre aux environs de Saint-Calais, afin de se familiariser avec la ferrure et surtout à la forge.

« Ces jeunes gens désireroient d'être assurés de leur sort et de porter leur instruction au-delà de ce qu'ils peuvent apprendre sous leurs maîtres actuels qui peutestre leur donnent de mauvaises instructions suivant leur routine invétérée et dont ces gens ne se départent pas volontiers.

« La Société réclame sur cela votre bonté, Monseigneur, en faveur du Bien public pour envoyer deux nouveaux Elèves aux Ecoles Vétérinaires, convaincue de l'utilité d'en multiplier le nombre dans cette province où cet art, quoy que très utile, est plus que dans les autres dans une ineptie singulière, à cause de sa grande population dans tous les genres d'animaux domestiques.

« Je suis avec un très profond respect, Monseigneur, etc. ».

Cette lettre resta de longs mois sans réponse et, à la fin de novembre, c'est-à-dire à une époque où la rentrée des Alforiens lui paraissait prochaine, la Société eut la désagréable surprise d'être avisée par Bourgelat de son désir de les conserver encore auprès de lui jusqu'au mois d'avril « pour étudier les maladies de l'hiver » (!). C'était, lui disait-il, dans l'intérêt de la province, argument dont il connaissait toute la valeur à ses yeux. Elle fut donc encore obligée, à son très grand regret, d'accepter ou plutôt de subir ce nouveau contre-temps.

Mais elle pensait au moins obtenir le départ de ses nouveaux élèves avant janvier, les cours de Lyon commençant à cette date.

Elle s'illusionnait une fois de plus car l'Intendant se décidant enfin à les accepter, ne voulut les autoriser à partir qu'après le retour de leurs anciens.

Quoi qu'il en soit, la Société d'Agriculture du Mans pouvait dès maintenant se montrer fière et se réjouir de l'heureuse issue de la lutte qu'elle soutenait depuis bientôt huit années pour le bien de la province. Grâce à ses patients efforts, elle était en effet parvenue, — au prix de quelles amères difficultés ! — à doter le Maine de la science vétérinaire.

D'autre part, le principe de l'envoi annuel de jeunes gens aux Ecoles pouvait lui paraître à bon droit consacré.

Aussi, l'*Almanach du Maine* pour 1771 publia-t-il cet avis :

« L'annonce ci-devant faite (1769) du retour des sieurs Augis et le Boucher, Elèves pour cette province, de l'Ecole Royale vétérinaire de Lyon, s'est trouvée prématurée, parce qu'on le désiroit pour l'utilité de leur Patrie ; cependant, pour le mieux et pour leur perfection, ils ont été retenus depuis ce temps à l'Ecole Royale de Paris (Alfort), d'où ils ont été envoyés par ordre du Ministre, en plusieurs Provinces du dedans et du dehors du Royaume, pour y porter des secours contre diverses sortes de maladies épizootiques, qui les ont affligées, et que ces Elèves ont arrêtées et guéries à la satisfaction du Public.

« Enfin leur retour est fixé pour le commencement de la présente année, et leur résidence sera, pour l'un d'eux, dans la ville du Mans, l'autre, dans celle de Mamers, chef-lieu du Sonnois, où ils doivent former leur établissement et exercer leurs talens dans la Maréchallerie et dans toutes les parties de l'Art Vétérinaire ; il leur sera libre de former eux-mêmes des Elèves, auxquels pouvant communiquer le fruit de leurs instructions à l'avantage de la Province, elles se perpétueront promptement.

« Deux nouveaux élèves doivent remplacer à l'Ecole les Sieurs Augis et le Boucher, *et successivement d'autres les suivront, pour les multiplier dans les différens cantons de la Province*, au grand avantage de la conservation de toutes les bêtes domestiques qui forment une des branches du commerce, et de l'économie rurale, le plus précieux de la Province » (1).

Le 12 mars 1771, M. du Cluzel écrivit au Bureau pour fixer

(1) *Almanach ou Calendrier du Maine* pour 1771, p. 95.

définitivement le départ de Chassevent et Callu au commencement d'avril. Ils quittèrent donc le Mans le 5 « par la route d'Orléans, avec des lettres pour les amis d'Orléans et de Lyon et une pour M. Péan (1) ». Le secrétaire perpétuel leur avait remis 48 livres à chacun, au nom de l'Intendant, pour les défrayer de leur voyage.

A ce moment, Augis et Le Boucher, sortis d'Alfort le 1er avril en possession de leur brevet, étaient en route « pour se rendre dans leur province ».

Etablissement des deux premiers Vétérinaires du Maine

On se rappelle qu'Augis et le Boucher, sortis de l'Ecole de Lyon le 9 octobre 1768 « ayant vu et pratiqué tous les cours », étaient entrés à Alfort le 18 octobre.

Au mois d'avril suivant, l'Intendant préoccupé déjà de leur établissement dans le Haut-Maine, et très satisfait de leur conduite et de leurs succès, les avait gratifiés d'une somme de 186 livres pour leur permettre de se procurer en toute propriété les instruments et les livres nécessaires à leur profession.

En même temps, M. Genty invitait la Société à lui proposer les moyens capables d'assurer dès leur retour aux futurs « artistes » une existence suffisamment rémunératrice. Ce faisant il avait surtout en vue l'exercice de la maréchalerie à laquelle M. du Cluzel attachait, comme l'on sait, une très grosse importance.

La Société lui répondit le 9 mai que, pour elle, « le moyen le plus sûr et le plus expédient (*sic*) seroit d'accorder à ces Elèves... un Brevet qui leur donneroit la liberté de s'établir en tout lieu de leur Province où ils jugeront pouvoir fixer leur

(1) La Société aurait préféré les envoyer à Alfort « où les progrès sont peut-être plus prompts et le transport moins dispandieux ».

domicile, et d'exercer leur art, même celui de la Maréchallerie, *sans être astreints à aucun droit et formalité de jurande, avec exemption de milice, logement de gens de guerre, collecte et même de corvées pour ceux qui se fixeront dans les campagnes* » (1).

Elle renouvela au mois de janvier 1770 cette demande de privilèges en faveur d'Augis et de le Boucher à l'occasion d'une lettre très élogieuse les concernant envoyée par Bourgelat à M. du Cluzel : « Ils feront un jour, y disait-il, des sujets de la première distinction ».

En septembre, elle eut connaissance d'une conférence entre M. Verrier et M. Genty de laquelle « il appert que l'Intendant a l'intention de partager l'établissement des deux élèves entre Le Mans et une autre ville de son Election ». M. Verrier conseillait donc de faire le choix de cette dernière « au mieux des intérêts du public et de la province ». Il l'informait aussi que M. Genty était d'avis « que la Société proposât à M. Bertin d'accorder en faveur d'Augis et Le Boucher sa protection pour les affranchir des formalités très dispandieuses de maîtrises de la Maréchallerie, du droit de Communauté et de réception, afin de les mettre en état d'exercer librement leurs talents partout où ils seront appelés ». Ce dernier point méritait en effet d'être pris en grande considération.

L'élection du Mans, la plus grande du royaume de France, contenait 350 communautés et environ sept ou huit cantons ou chefs-lieux qui, aux yeux du Bureau, « méritoient chacun d'avoir un élève en proportion de leur grande population en tous genres de bêtes ». Tels étaient, à ce point de vue, ceux du Mans, de la Ferté-Bernard, de Bonnétable, de Mamers, de Ballon, de Beaumont, de Fresnay, de Sillé et de Lassay.

La Compagnie, après délibération (4 septembre 1770), jette donc son dévolu sur *Mamers,* « les villes du Mans et de Ma-

(1) *Registre C*, f° 189.

mers étant les lieux principaux et à une distance assez convenable pour partager le travail entre ces deux premiers élèves ».

« Quant au second objet, la Compagnie pense qu'il est indispensable de protéger l'établissement de ces élèves, de les affranchir non seulement de toutes formalités pour le libre exercice de leur profession et de leurs talens, lesquels ne manqueront pas de leur attirer la jalousie et même des tracasseries de la part des gens de cet art qui croupit en cette province dans la plus grande ineptie, mais encore de leur accorder quelques immunités comme l'exemption de *l'industrie* au moins pour un temps, de la *milice* pour eux ou pour leurs enfants s'ils en ont en état, ou jusque là pour un de leurs élèves, afin de les encourager à en former un certain nombre et, par là, réformer successivement l'ignorance de la Maréchallerie et de l'Art vétérinaire dans cette province; leur accorder même quelques gratifications lorsqu'ils auroient un certain nombre d'Elèves sous eux; enfin leur accorder protection en toutes les circonstances qui l'exigeroient pour le bien du service public » (1).

Ayant pris bonne note de ces désiderata, M. du Cluzel écrivit à Augis et à Le Boucher, le 16 janvier 1771, que « les bons témoignages qu'il a constamment reçus de leur conduite doivent les assurer de ses bonnes dispositions à leur égard; que leur terme approchant, leur résidence sera fixée, l'une au Mans, l'autre à Mamers, suivant les arrangements pris avec la Société d'agriculture du Mans; qu'il se dispose à demander au Ministre l'autorisation nécessaire pour qu'ils ne soient pas troublés par aucune communauté dans le libre exercice de leur art vétérinaire, maréchallerie, etc., et de leur donner la qualité de *Médecins vétérinaires Brevetés du Roy*, pour en placer l'affiche et l'enseigne sur leur porte, etc. » (2).

Le 12 mars, il informa par lettre la Société que, pour faciliser l'établissement de ses élèves, il proposait au Ministre de leur

(1) *Registre C*, folio 471.
(2) *Ibid.*, folio 537.

accorder à chacun 600 livres dans la première année, 400 livres dans la deuxième, 300 livres dans la troisième, et 200 livres dans la quatrième ; leur promettant en outre « un nouvel uniforme et les petits ustensiles et instruments propres à leur art ». Cette lettre, d'après le procès-verbal de la séance du 19 mars, « est aussi remplie du zèle patriotique de M. du Cluzel que d'instructions lumineuses et pleines de sagacité concernant la conduite que doivent tenir ces deux jeunes gens dans le principe de leur établissement » (1).

Le 23 avril, « les sieurs Le Boucher de la Potterie (?) et Augis, de retour de l'Ecole d'Alfort » se présentent à la Société. « Ils la remercient et lui montrent les certificats du Directeur général et le Brevet du Roy ; ils l'assurent qu'ils vont accélérer leur établissement et se consacrer entièrement à leur art pour en faire profiter la Province. On les engage à s'entendre entre eux et à fixer le plus vite possible les endroits de leurs établissements ». Puis on leur communique une lettre de M. Verrier, secrétaire au Bureau de Tours, qui annonce avoir encaissé 1200 livres à leur intention. « Ils iront à Tours remercier M. du Cluzel et prendront cette somme (2) ».

A la séance du 7 mai, ils exposent le résultat de ce voyage : « M. Genty a cru pouvoir les assurer que sur leur Brevet, ils pouvoient exercer librement la médecine vétérinaire, mais que si, à l'égard de la Maréchallerie, ils y étoient troublés, quoy que le Brevet ne le spécifie pas dénominativement, ils eussent à en instruire M. l'Intendant, et qu'il sera facile d'obtenir un arrêt du Conseil en interprétation ».

« Sur quoy, chacun desdits sieurs ayant rapporté les raisons qui leur faisoient donner la préférence, pour leur établissement, à la résidence de Mamers, où ils espèrent trouver plus d'occupation, etc. (3) », la Compagnie les mit en demeure de choisir

(1) *Ibid.*, folio 554.
(2) *Registre D* des *Délibérations* (1771 à 1774) folio 5.
(3) *Ibid.*, folio 14. Voir ma *Notice sur Augis*, p. 19.

sur-le-champ. Elle allait être obligée de procéder au tirage au sort, lorsque Augis, faisant volontairement et spontanément « le sacrifice des vües qu'il avoit » en faveur de son confrère et aîné, déclara choisir le Mans.

Cet heureux accord permit donc à la Société de décider qu'Augis aurait sa résidence au Mans et Le Boucher à Mamers, et elle fit aussitôt connaître cette décision par la voie des *Affiches*. Le numéro 17, du lundi 27 mai 1771 (1), contient en effet cet entrefilet :

« Messieurs de la Société d'Agriculture au Bureau du Mans, s'empressent d'annoncer au Public, le retour des sieurs Augis et Le Boucher de la Poterie (?), ses premiers Elèves de l'Ecole Vétérinaire. Tous deux sont brevetés du Roi. Le Sieur Augis doit fixer sa résideuce dans cette ville, pour y exercer la médecine vétérinaire, et y établir une forge de Maréchal. La Ville de Mamers est le lieu destiné à l'établissement du Sieur Le Boucher. Ces deux élèves, dit le Ministre dans sa lettre du 19 mars dernier, adressée à la Société, rendront de grands services à l'Agriculture, par leur zèle, leur application et leur talent; ils sont l'un et l'autre d'excellents sujets ».

Sollicités par l'Intendant, les Officiers municipaux de ces deux villes s'engagèrent (11 juin) à faire construire leurs établissements sur des emplacements convenables. Pour celui d'Augis, on dut demander au Contrôleur général des Finances, alors l'abbé Terray (2), l'autorisation de prendre une somme sur l'excédent du *don gratuit* (3) restant en dépôt dans la caisse du Receveur, ce qu'il accorda aussitôt (4).

A la séance du 2 juillet, le Bureau fut avisé de l'Arrêt royal du 9 juin, obtenu par M. Bertin, sur l'avis de M. du Cluzel, en faveur d'Augis et de Le Boucher, lequel les dispensait « d'être

(1) *Annonces, Affiches et Avis divers* pour la Ville du Mans et pour la Province, 1771, p. 66.

(2) Terray (Abbé Joseph-Marie) (1715-1778), Contrôleur Général des Finances en 1769, disgracié après la mort de Louis XV, en 1774.

(3) Don que les assemblées du clergé ou les états des provinces faisaient au roi, pour subvenir aux besoins de l'Etat.

(4) Lettre de M. du Cluzel du 27 novembre 1771.

reçus Maistres dans aucune des Jurandes qui intéressent l'Art vétérinaire », et les faisait « cotter d'office à la Taille » par l'Intendant. Cet arrêt, d'un inestimable secours pour nos jeunes praticiens, devait s'appliquer à tous ceux, présents ou futurs, de la Généralité de Tours.

L'*Almanach du Maine* (1) fit part à la province de leur installation, de leurs débuts, et de l'entretien à Lyon d'autres Elèves.

« On avoit annoncé pour le cours de l'année 1771, de l'Ecole Royale Vétérinaire, le retour en cette ville, des deux premiers Elèves pour cette province, afin d'y former leur établissement, le Sieur Augis, dans la ville du Mans, et le Sieur Boucher de la Poterie, dans celle de Mamers. Ces deux Artistes se sont en effet rendus chacun à leur destination, dans laquelle ils exercent leur art depuis plusieurs mois, librement, en conséquence de Brevets du Roi, avec les Privilèges qui leur sont accordés par l'Arrêt du Conseil du 9 juin 1771, et sous la protection de Monseigneur l'Intendant de Tours, auquel est attribué l'exécution.

« Déjà ils se sont distingués dans leur Art, par plusieurs opérations et cures singulières, qui manifestent leurs talens, le fruit de leurs études et de leur pratique.

« L'attention particulière, et la protection que M. du Cluzel veut bien donner à la perfection de cet Art utile à la Province, l'a déterminé à entretenir à l'Ecole Vétérinaire de Lyon, deux nouveaux Elèves, les Sieurs Chassevent, natif du Mans, et Callu, des environs de Saint-Calais, depuis le mois d'avril dernier. Ces deux jeunes gens se distinguent dans le commencement de leurs études par leur application, à la satisfaction de leurs supérieurs; le premier entre autre a mérité d'être admis au Concours public de l'Ecole de Lyon, du cinq octobre, sur les matières de son premier Cours, dont le Prix lui a été adjugé ».

Le Boucher s'était installé médiocrement, mais assez rapidement et sans difficultés à Mamers, petite ville n'ayant aucune sorte de maîtrise; quant à Augis, en raison des lenteurs apportées à l'édification des diverses parties de son établissement (2), il ne put aménager son atelier de maréchalerie qu'au bout de dix-

(1) *Almanach ou Calendrier du Maine* pour 1772, p. 95.

(2) Situé rue ou place des Bas-Fossés, au pied de l'escalier des Boucheries. Il occuperait actuellement le n° 28 de la rue des Fossés-Saint-Pierre.

huit mois — novembre 1772 — en dépit des invitations pressantes et réitérées de l'Intendant. Il disposa alors de deux forges et de deux enclumes et fut en mesure de répondre aux besoins de sa clientèle.

Cependant, voulant aider à la réussite de son protégé et lui permettre de concurrencer fructueusement les maréchaux, la Société jugea nécessaire, indispensable même, de faire connaître ce qu'était réellement l'art de la ferrure et de démontrer la supériorité des connaissances à la fois théoriques et pratiques sur la routine pure, dans cette branche spéciale de la vétérinaire.

Elle fit donc, à cette intention, insérer l'annonce suivante dans l'*Almanach* pour 1773 (1) :

Art Vétérinaire.

« L'art vétérinaire est la Médecine de tous les animaux domestiques utiles, tels que le Cheval, le Bœuf, le Mouton, etc. La conservation de l'ongle ou du pied du Cheval par la ferrure, *est une partie dépendante de la Chirurgie vétérinaire*.

« Cette opération consiste à parer, ou à couper l'ongle, à y ajouter et à y fixer des fers convenables ; par elle, le pied doit être entretenu dans l'état où il est, si sa conformation est belle et régulière, et les défectuosités doivent en être réparées, si elle se trouve vicieuse et difforme : par elle encore il est assez souvent possible de remédier aux suites inévitables des disproportions des parties du corps de l'animal entre elles, ou d'en modifier du moins les effets ; d'obvier à ceux qui résultent du défaut de justesse dans la direction de ses membres, relativement à un véritable et solide à plomb ; de le rappeler à une sorte de franchise et de régularité dans l'exécution de ses mouvements ; de prévenir les fausses positions auxquelles certaines habitudes et quelquefois la nature même semblent le disposer, etc.

« Les uns et les autres de ces objets ne peuvent être remplis par la seule interposition d'un fer appliqué et attaché grossièrement, sans raisonnement et sans lumières. Qui n'envisage que le dehors ou la superficie des parties, ne saisit que des apparences ou n'obtient que de faibles lueurs ; aussi dans les Ecoles Royales Vétérinaires ne se contente-t-on pas d'enseigner seulement aux Elèves les beautés et les difformités extérieures du pied :

(1) *Almanach ou Calendrier du Maine* pour 1773, p. 119.

sa décomposition et celle des parties qu'il renferme, et qui lui sont contiguës, les conduit à la découverte de la structure, du mécanisme et des lois de la nutrition, de l'accroissement et de la reproduction de l'ongle, d'où ils tirent un corps de maximes sûres et simples qui, en les rendant en quelque sorte les maîtres de diriger la forme de l'ongle à leur gré, les conduit à la science des moyens et des raisons d'opérer dans la ferrure ; mais on n'opère point ainsi sans en avoir acquis les plus parfaites connoissances, et si l'on est dans la malheureuse impossibilité d'allier aux ressources d'une théorie suivie et lumineuse, celles d'une pratique qu'elle doit toujours éclairer ».

Suivait un avis-réclame du « Sieur Augis, privilégié du Roi en l'Art vétérinaire (1) ».

En butte, à l'origine de son atelier, aux tracasseries et aux réclamations solennelles de la corporation puissante des maréchaux, Augis dut, pour les faire cesser, exciper des privilèges que lui conféraient et son Brevet et surtout l'Arrêt du 9 juin. Dès lors, il put exercer en toute liberté et en toute sécurité la médecine et la maréchalerie.

Débuts d'Augis et de Le Boucher
L'Intendant décide de ne plus entretenir d'Elèves dans les Ecoles vétérinaires

J'ai dit, au commencement de ce travail, que la Généralité de Tours était constamment et particulièrement éprouvée par des maladies épizootiques. C'était donc en cette matière surtout que la science et le dévouement des jeunes vétérinaires devaient être appelés à donner la mesure de leurs moyens.

Déjà, au mois de septembre 1770, Augis, encore à l'Ecole d'Alfort, avait été consulté par le Bureau d'Agriculture du Mans sur une maladie qui régnait à Saint-Côme-de-Vair et avait fait périr plusieurs animaux. A cette occasion, les curés et d'autres personnes notables des paroisses contaminées avaient

(1) Voir : *Notice sur François Augis*, partie documentaire, pièce n° 10.

même demandé à M. Bertin et à l'Intendant de faire revenir les élèves. « Mais la maladie cessa sur ces entrefaites par des remèdes et précautions prises fort heureusement (1) ».

Quelques mois après son arrivée au Mans, en août 1771, une épizootie d'une certaine gravité ayant éclaté en Anjou, — à Jarzay et aux environs de Baugé et de la Flèche — Augis se proposa à la Société d'Agriculture pour l'enrayer. Il eut le bonheur d'y réussir, grâce, il faut le dire, plutôt aux sages mesures sanitaires qu'il sut obtenir de M. du Cluzel, qu'à des soins purement médicaux (2). Il est curieux de remarquer que, dans la circonstance, des maréchaux des cantons affectés, reconnaissant sans doute la valeur et la supériorité de cet « artiste breveté », se mirent à sa disposition spontanément pour le « seconder et le soulager ». Il fut bien obligé d'accepter ce concours, dont il eut, paraît-il, du reste, à se louer (3).

Actif et zélé, Augis ne tarda pas à s'attirer l'estime et l'entière confiance de l'Intendant qui s'empressa d'utiliser ses connaissances en le chargeant de missions de police sanitaire ou d'expertises judiciaires dans les procès relatifs aux maladies contagieuses.

D'autre part, il se signala, dès le début, par des « cures singulières » et des « opérations remarquables ayant bien réussi. »

De son côté, Le Boucher acquit bien vite dans la région de Mamers une réputation d'habile chirurgien. L'opération de la « bronchotomie » (trachéotomie) qu'il fit avec un plein succès « à un cheval de mille écus, le plus beau du haras de Saint-Martin-de-Bellême, le sauvant ainsi de la mort », causa « l'étonnement de tout le monde du canton » et mit le comble à sa renommée (avril 1772). M. Duverger fit part de cet événement au

(1) *Registre C*, folio 476.
(2) Voir ma *Notice sur Augis*, p. 20 et 33.
(3) « Cet artiste (Augis) se loue beaucoup des secours qui lui furent donnés dans ces premiers moments critiques par la docilité de quelques maréchaux, à exécuter avec confiance ses instructions. Il en a coûté cher à d'autres qui s'en sont écartés. » (*Almanach ou Calendrier du Maine* pour 1772, p. 96).

Bureau et l'Intendant ayant exprimé le désir d'avoir « le détail et le procédé de l'opération », Le Boucher lui adressa la relation de ce « fait clinique » ainsi que celle de « douze autres cures singulières après que les maréchaux eurent empiré les cas » (30 juin 1772).

Pourtant, si l'établissement d'Augis, avec sa forge, son officine pharmaceutique et son infirmerie, prospérait rapidement, celui de son confrère était loin d'avoir la même envergure et la même vogue et il y avait peu d'apparence qu'il en pût être jamais autrement.

Aussi l'Intendant, qui, depuis longtemps, trouvait exagérés les sacrifices consentis par la Généralité pour l'entretien de ses élèves dans les Ecoles vétérinaires, prit-il prétexte de cet état de choses pour peser sur la Société d'Agriculture afin de l'amener à renoncer d'elle-même à y envoyer d'autres jeunes gens.

Sa campagne dans ce but commença le 28 juillet 1774 par une lettre qu'il écrivit au Bureau du Mans et dans laquelle il annonça d'abord « que les sept élèves établis dans la Généralité ne sont pas tous contents de leur sort », ce qu'il attribue soit au défaut de clients, soit au manque de conduite, soit encore et surtout « à ce qu'ils veulent *s'élever au-dessus du commun des maréchaux dans la classe desquels ils sont rentrés* (*sic*). » Celui de tous « qui lui donne le plus d'inquiétude et le plus d'embarras est Le Boucher, établi à Mamers, après avoir lui-même choisi cette résidence dont Augis lui a fait le sacrifice. » Il reproche encore à ces « artistes » *de négliger la ferrure* « *qui, en apparence, sera partout la partie qui doit leur procurer un profit plus stable, plus courant que celuy d'aller en campagne remédier aux maladies des chevaux*... » (1) Pour lui, si on les multiplie trop, ils se nuiront ; douze élèves pour la Généralité sont donc suffisants et *l'on doit s'abstenir d'en envoyer d'autres dans les Ecoles.*

(1) On le verra bientôt se déjuger sur ce point, et faire le reproche diamétralement opposé.

Ce revirement précoce et inattendu jeta l'étonnement et la tristesse au sein de la Compagnie. Décidée qu'elle était encore à poursuivre sans merci sa lutte contre l'empirisme dont elle entrevoyait déjà l'extinction possible, sans s'écarter de la voie choisie et suivie jusqu'ici, elle ne pouvait considérer en effet sans amertume et sans regret la nouvelle et subite attitude de M. du Cluzel, que rien, en somme, ne justifiait.

Elle examina sa lettre dans la séance du 2 août : « La Compagnie pense, dit le procès-verbal, qu'il faut cinq élèves dans l'Election du Mans : Le Mans, Mamers, Fresnay, Lassay, La Ferté-Bernard, et cinq dans le reste de la Province : Mayenne, Laval, Sablé, Saint-Calais, Château-du-Loir. Ils ne pourront ainsi se nuire *et seront très utiles*. Du reste, *ils doivent aller partout où on les appelle*, ce qui excite leur émulation.

« Quant à Le Boucher, il est dans la partie la plus favorable pour exercer, mais il a le tort de n'avoir pas de forge pour laquelle il a reçu des fonds. C'est un excellent artiste à ménager. Si la ville de Mamers lui donnait une maison confortable comme celle d'Augis, il ne serait plus jaloux et ne s'expatrierait pas » (1).

La Société répondait ainsi point par point aux allégations de l'Intendant.

Que se passa-t-il à la suite de cette escarmouche ? Les procès-verbaux sont muets à cet égard. Toujours est-il que Le Boucher resta à Mamers où on le retrouve encore en 1790 (2). Mais il est certain aussi que le Bureau qui comptait à ce moment plusieurs candidats pour les Ecoles ne reçut plus de demandes ou cessa de les accueillir.

Deux années s'écoulèrent pendant lesquelles il semble que l'état d'esprit et les résolutions de « Messieurs du Mans » se soient quelque peu modifiés. Ils devaient du reste bientôt capituler.

(1) *Registre E des délibérations* (1774 à 1776), folio 148.

(2) Le Boucher vint s'établir au Mans en 1804, puis il passa à Connerré en 1808 pour revenir à Mamers en 1809.

En novembre 1776, l'Intendant, revenant à la rescousse, se servit d'un nouvel argument qui, en d'autres temps, eut paru peu sérieux à la Société d'Agriculture : il manifeste son mécontentement « du ton d'*élégance extérieure* qu'on laisse prendre à l'Ecole (Alfort) à tous les élèves. » Et la Société se crut alors obligée d'approuver et de dire qu'en effet « *elle en a toujours été un peu scandalisée* » (!...) (1).

Un an plus tard (16 décembre 1777), on la voit s'élever très justement cette fois, contre la trop longue durée des études vétérinaires—6 à 8 ans (2), —qui dépasse de beaucoup celle exigée pour les médecins de l'homme et les chirurgiens et revenir à l'idée esquissée autrefois « d'obliger les artistes vétérinaires à avoir un ou deux élèves pendant trois ans, auxquels on ferait passer ensuite un examen en présence de M. le Subdélégué par trois autres anciens artistes brevetés. » Ceux-là, conclut-elle, pour répondre évidemment au désir de M. du Cluzel, «*n'auroient pas autant d'élégance dans la conduite extérieure que les Ecoles en donnent, ce qu'on leur reproche avec raison.* »

Il est vrai de dire, à la décharge de l'Intendant, que plusieurs élèves d'Anjou (3) et de Touraine, en répondant peu ou mal à

(1) *Registre F des délibérations* (1776-1780), f° 19.

(2) Ce qui était loin de compte avec les trois années annoncées jadis par Bourgelat. C'était là, à mon sens, le plus gros argument sinon le seul, en faveur du renoncement à l'entretien de nouveaux élèves.

(3) L'un d'eux, *Hardy*, était rentré à Angers en novembre 1769 après quatre ans d'études à Lyon, ayant quelque peu « mécontenté le Directeur de l'Ecole, pour n'avoir pas voulu, après ses cours, se rendre à travailler à la forge. » La Cie qui soupçonnait trop de rigidité de la part de ce Directeur, craignait de voir Hardy se dégoûter de son état « de sorte à le changer, ne se trouvant pas protégé par M. l'Intendant. » Il n'en fut rien, car peu après (30 janvier 1770) on apprenait qu'il avait reconnu ses torts et demandé grâce à M. du Cluzel, « lequel a bien voulu lui permettre de retourner (à Lyon) à des conditions strictes auxquelles sa famille s'est obligée avec luy. »

Hardy sortit de Lyon en 1774 après *8 ans* d'études, et vint s'établir à Cholet. A peine s'y trouvait-il que le Directeur de l'Ecole de Lyon envoya son frère exercer dans la même ville, ce qui motiva de justes récriminations du Bureau d'Angers : « MM. d'Angers se plaignent amèrement du dessein médité contre leur élève Hardy, déjà installé à Cholet, pour substituer un étranger à sa place, raison pour laquelle on lui refusoit depuis longtemps son Brevet d'Etablissement, ce qui est vraiment capable de l'attente des Bureaux de ces deux provinces, l'avaient fort indisposé. Le Maine, qui n'avait pas les mêmes griefs contre les siens, allait donc supporter les conséquences des choix malheureux du reste de la Généralité.

Le 29 janvier 1779, M. Rouère, secrétaire perpétuel au Bureau de Tours, écrit au Mans « que M. du Cluzel est dégoûté d'envoyer d'autres Elèves à l'Ecole vétérinaire à l'entretien de sa Généralité, moins par prévention que parce que l'on s'aperçoit du peu de fruit que les Provinces en retirent, qu'il n'égale pas la dépense... Que les Elèves de Touraine sont la plupart ignorants, vendant leurs secours fort cher aux gens de la campagne, et d'ailleurs si élégants dans leur façon de se comporter que ceux-ci en sont effrayés. » Néanmoins, « MM. de Tours redoublent d'efforts pour faire obtenir encore deux élèves au Maine, à La Ferté-Bernard et à Sillé-le-Guillaume » (1).

Le 16 mars, on apprend que M. du Cluzel « s'est restreint à accorder 300 l. de gratification aux artistes vétérinaires de l'Anjou au lieu de 1500 qu'il a accordées précédemment, relativement au peu de fruit que ces artistes procurent au soulagement de nos campagnes, *s'attachant de préférence à la maréchalerie et négligeant volontiers la partie des bestiaux, quoy qu'elle soit le principal objet de leur établissement.* »

dégouter et de décourager les Elèves. Il est d'ailleurs désagréable pour la Société. que cet arrangement, quand même il seroit motivé, ne se soit pas concerté avec MM. d'Angers. » (Séance du 19 juillet 1774. *Registre E*, folio 138).

Un autre élève d'Angers, *Guillaud*, ayant également mécontenté ses supérieurs avait dû être rappelé de Lyon en 1770 et M. du Cluzel avait demandé à le remplacer par un enfant ou un élève de maréchal (6 février 1770). Citons encore l'élève *Aubert*, du même Bureau, qui, après trois années d'études à Lyon, avait encouru en janvier 1772 « deux mois de prison et peut-être l'exclusion. »

(1) *Registre F*, folios 373, 461 et 485. — Ils firent même, en faveur du Bureau du Mans, « le sacrifice » d'un de leurs élèves, le nommé *Braud*. En sortant d'Alfort au mois d'août 1779, celui-ci devait donc se rendre à La Ferté-Bernard. « L'élève Braud breveté pour la Touraine, au lieu d'attendre l'attache de l'Intendant pour La Ferté-Bernard, est allé directement à Sillé-le-Guillaume où il n'a pas trouvé d'établissement. Il est retourné et a passé au Mans où il a vu Augis qui l'a présenté à la Société. Il a reçu 600 l. et ne tardera pas à s'installer à La Ferté-Bernard. » (11 janvier 1780).

Si l'on veut bien se souvenir qu'en 1774, il reprochait aux vétérinaires tout simplement le contraire, c'est-à dire de délaisser la ferrure pour courir à la campagne, on conviendra que son argumentation frisait de bien près l'incohérence ou le parti-pris. Mais d'ores et déjà les « boursiers » étaient condamnés.

Au mois de mai, MM. de Tours reviennent sur ce sujet : « En effet, l'éducation des Ecoles, en les instruisant plus dans la théorie que dans la pratique, leur ayant laissé prendre un ton d'élégance et de distinction un peu outré, pour cet art (*sic*), ils en imposent trop aux gens de la campagne, ce qui les empêche de frayer avec eux ; ils leur vendent fort cher les services qu'ils leur peuvent rendre, de sorte que l'ancienne race des médecins de bêtes continue également à exercer son ineptie dans cet art, laquelle les Sociétés avaient pour objet de détruire à l'avantage de l'économie rurale. C'est ce qui rend presque inutiles les grandes dépenses que les provinees ont faites jusqu'ici pour se procurer plusieurs de ces artistes brevetés. »

Enfin le Bureau d'Agriculture du Mans, dans sa séance du 18 mai 1779, émit ces nouvelles propositions, seules capables selon lui de concilier tous les intérêts en cause et de remédier complètement au fléau de l'empirisme :

« Mettre un ou deux apprentis chez les vétérinaires brevetés. Ils y resteraient un ou deux ans, seroient examinés en maréchalerie et en art vétérinaire par des brevetés et le subdélégué, puis envoyés dans les Ecoles pour y être interrogés et examinés sur les parties spécifiées dans le certificat de l'artiste ; sur lequel examen les professeurs jugeroient si l'artiste auroit mérité la gratification qui auroit été promise à cette instruction par le Règlement (que l'on feroit) afin de les intéresser à la plus grande attention et de laquelle il seroit déchu si l'Elève se trouvoit n'en avoir pas assez. Cet élève resteroit six mois à l'Ecole pour se perfectionner en pratique seulement, aux frais de la province. Cela vaudroit mieux et coûteroit moins que d'entretenir pendant six, sept ou huit ans des Elèves aux Ecoles qui reviennent *trop élégants et trop savants et pas assez praticiens.* Et ceux-ci pourroient faire ce sacrifice à leur patrie qui les a élevés dans cet art. »

Ces vœux devaient bien entendu rester lettre morte, mais malgré tout, l'élan était donné, la science nouvelle avait pris position dans la province, et l'initiative privée et individuelle allait suppléer désormais au « *non possumus* » des pouvoirs publics.

Les derniers Candidats du Bureau du Mans. Chassevent et Callu à Lyon, puis à Alfort. Mort de Chassevent. Retour de Callu.

Entre le retour d'Augis et de Le Boucher (avril 1771) et le moment où la décision de l'Intendant de ne plus « entretenir » d'élèves dans les écoles vétérinaires fut devenue irrévocable, de nombreux jeunes gens avaient posé leur candidature pour les futures places.

Quoiqu'elle ne paraisse offrir qu'un intérêt purement documentaire, je tiens à donner la liste de ceux d'entre eux qui furent agréés. La voici en suivant l'ordre chronologique des présentations au Bureau d'Agriculture :

— D'avril à juin 1771 :

Julien *Le Pré*, de Saint-Vincent au Mans, 23 ans, depuis dix ans maréchal ;

Jean *Bourgoin*, de Saint-Nicolas au bourg d'Anguy, 17 ans, en rhétorique.

Jean-François *Labbé*, de Saint-Vincent.

— 1er décembre 1772 :

Dubois, fils de Dubois, affranchisseur et médecin vétérinaire (?), de Roysé, homme de bonne réputation et distingué dans son état. (Présenté par M. Daniel de Beauvais, du Mans).

— 18 janvier 1774 :

Michel *Poté*, de la paroisse du Bizot, 17 ans, fils de Julien

Poté, huissier à Conlie. (Proposé par M. le chevalier de la Goupillère).

Jacques *Berger*, 18 ans, fils d'un maréchal de Fresnay.

— 28 juin 1774 :

Michel *Berger*, maréchal à Fresnay, environ (*sic*) 16 ans, frère du précédent.

— 10 février 1778 :

Chassevent, de Sillé-le-Guillaume, l'un des frères de Joseph Chassevent, élève du Bureau à Alfort et présenté par lui.

Aucun de ces candidats ne devait voir la réalisation de ses désirs et de ses espérances.

Je reviens maintenant aux deux élèves Chassevent et Callu, qui seront, on le sait à présent, les derniers du Bureau d'Agriculture. Je les ai laissés au moment où ils partaient du Mans, le 5 avril 1771, se rendant à Orléans, puis à Lyon.

A l'école vétérinaire, ils se trouvèrent en compagnie de Louis *Bry*, ce sujet de Touraine que M. du Cluzel avait choisi au mois de décembre 1770, au titre du canton de Mayenne.

Les *Registres des délibérations* nous fournissent des renseignements sur leur séjour dans cette première école, puis dans celle d'Alfort.

Au concours public du 5 octobre 1771, auquel Callu « n'a pu être admis, faute d'élocution », Chassevent, qui s'annonce déjà comme un brillant émule d'Augis, son ancien, s'adjuge le prix. Avec ses deux condisciples, il participe aux concours des 22 janvier et 22 février 1772, et « pratique » à celui du 10 avril.

Le 1er juillet suivant, il envoie au Bureau d'Agriculture du Mans « un mémoire très détaillé sur les matières de l'art qu'il a vues dans ses cours et le catalogue des élèves de Paris et de Lyon qui se sont distingués dans les concours » ; il y est noté comme très bon ainsi que Bry et Callu (1).

(1) *Registre D* des *Délibérations*, folio 300.

Au concours du 24 octobre, il remporte à nouveau le prix qui consiste en une trousse « garnie de tous les petits instruments de l'art très proprement et très artistement faits ».

En annonçant cette bonne nouvelle, les trois élèves demandent des subsides (1) et expriment le désir d'être envoyés à Paris.

Le 2 mars 1774, Chassevent communique à la Société un certificat de M. Péan, directeur, « constatant qu'au dernier concours il a été jugé digne des suffrages accordés aux élèves les mieux instruits ». Pour le récompenser, la Compagnie demande son envoi à Alfort, que l'Intendant accorde et prescrit aussitôt (15 mai 1774) à M. Péan.

Callu avait eu un accessit à l'un des précédents concours. Mais sa mauvaise santé lui ayant occasionné un retard dans ses études, il ne sera envoyé à son tour dans cette dernière Ecole que lorsqu'il aura rattrapé le temps perdu.

Tous deux « sont peu contents de l'Ecole de Lyon. Ils ont fini la théorie ».

Bry manque de mémoire, en revanche il est « très bon à la forge ».

Le 4 juillet suivant, Chassevent écrit d'Alfort à la Société et annonce l'arrivée de Callu. « Il ajoute qu'il a grand besoin d'un uniforme ».

Le 30 mai 1775, Callu, qui avait obtenu un congé de quelques semaines de Bourgelat à cause de la mort de son père, se présente à la Société et lui rend hommage de la part de son camarade. « Ils ont maintenant fini tous leurs cours de théorie et suivent uniquement la pratique dans la partie de la pharmacie, des infirmeries et de la forge ». Il renouvelle la demande d'uniforme pour lui et Chassevent.

Leur lettre du 28 décembre suivant nous apprend qu'ils « étudient la connoissance des drogues usitées en médecine vétéri-

(1) Le Bureau leur fera octroyer à chacun une somme de 50 livres au mois de juillet 1773.

naire » et « qu'ils manquent du nombre suffisant de chevaux en raison de la quantité des Elèves pour leur fournir beaucoup de pratique pour la forge » (1).

A la séance de la Société du 20 août 1776, on donne lecture d'une lettre très détaillée de Chassevent, datée du 27 juillet. Il énumère « les instructions des différens cours et de la forge qu'il suit journellement », et dit qu'il fait peu de progrès dans la pratique de la ferrure ou application des fers aux différentes sortes de pieds des chevaux. « Ce n'est pas sa faute, ni manque d'envie de se mettre au fait de cette partie essentielle », mais « il est difficile de l'apprendre à l'Ecole, celle-ci ne disposant que de 35 chevaux qu'on ne ferre que tous les mois, ce qui ne peut faire une instruction pratique suffisante pour plus de 40 élèves ». Il propose de se placer chez un maréchal pendant les trois ou six derniers mois « où il auroit occasion de pratiquer dans une semaine plus que pendant un an à l'Ecole dans cette partie ».

Quelques mois plus tard, une maladie lui étant survenue pendant qu'il était en permission, il demande une prolongation que le directeur de l'école d'Alfort, Chabert, lui accorde (14 janvier 1777) en raison de son bon travail. Toutefois il le presse de rentrer le plus tôt possible pour faire des dissections.

Le 15 août de la même année, les deux Alforiens demandent leur rappel, ainsi que les élèves d'Anjou, arguant qu'ils ont passé sept années dans les Ecoles. La Société décide qu'elle écrira dans ce but à l'Intendant et à M. Chabert.

Le 13 janvier 1778, elle apprend par des lettres de Chabert, du 28 décembre, de Chassevent et Callu du 3 janvier et de l'abbé Rouère, secrétaire perpétuel au Bureau de Tours, du 9, que l'accord est fait « sur le délai du retour *jusqu'au printemps prochain* ».

Le 4 février, Chassevent envoie le prospectus d'un nouvel ouvrage sur le cheval avec 21 figures, et le Réglement sur les

(1) *Registre E*, folio 390.

Ecoles Vétérinaires par **Bourgelat.** Il offre l'un de ses frères, natif de Sillé-le-Guillaume, pour le remplacer (Voir plus haut).

Le Secrétaire du Bureau ayant écrit à Bourgelat, à propos du retour imminent des élèves, celui-ci répond le 13 mars qu'après avoir consulté M. Chabert, il est d'avis *de les garder encore six mois,* pour se perfectionner dans la ferrure ». Se rendant bien compte du déplorable effet que va produire sa lettre — quoiqu'elle ne soit pas pour surprendre outre mesure le Bureau qu'il a habitué depuis longtemps à ces procédés — et tenant sans doute à le mitiger, il fait en même temps hommage de son ouvrage sur les *Réglemens des Ecoles* (1).

Le 21 juillet, le père de Chassevent transmet à la Société une lettre de son fils, datée du 14, dans laquelle il se plaint d'un *mal à la jambe* qui le retient au lit à l'infirmerie, et l'engage à « réclamer le secours de la Société pour son retour ». Mais celle-ci déclare « *qu'il seroit indécent* (!) *de le demander puisqu'il est convenu que ce retour aura lieu en octobre* ».

Elle ne se doutait pas, en faisant cette brutale et sèche réponse, — dont il est du reste permis de s'étonner — que son malheureux élève, si dévoué, si respectueux, qui lui avait toujours fait honneur par son zèle et ses progrès, ne reverrait plus jamais son pays. Il meurt en effet au mois de septembre, à l'école d'Alfort, emporté par ce mal mystérieux dont il parlait dans sa lettre, quelques jours avant l'époque fixée pour ce départ auquel il aspirait de tous ses vœux dans sa hâte de se rendre utile. Il avait 26 ans.

L'Intendant, écrivant au Bureau le 18 octobre à l'occasion de ce douloureux évènement, lui annonça en même temps que

(1) « Cet exemplaire des *Réglemens pour les Ecoles Royales Vétérinaires* est une brochure in-4° de 255 pages —, non compris les tables et modèles qui sont à la fin, — de l'Imprimerie Royale. Il est divisé en deux parties : la première contient la partie de la discipline générale, la deuxième concerne l'enseignement particulier et la police des Ecoles. On peut dire que tout est prévu dans ces Réglemens avec la plus grande sagacité pour parvenir à tous égards au plus bel ordre et pour y maintenir la plus exacte et la plus honnête observance. » (*Registre E*, folio 250).

Callu, ayant fini ses cours à la satisfaction de ses supérieurs et mérité d'être breveté, avait quitté l'Ecole pour se rendre à Saint-Calais, sa patrie, et s'y établir (1).

(1) Il n'y resta sans doute que très peu de temps, car on lit dans l'*Almanach du Maine* pour 1782, p. 117, l'annonce suivante :

« Le sieur *Callu*, Médecin-Maréchal (*sic*), privilégié du Roi en l'Art vétérinaire, donne avis au public qu'après avoir suivi pendant l'espace de sept années dans les Ecoles royales Vétérinaires de Lyon et de Paris les cours d'études établis par le gouvernement pour la connoissance des maladies des animaux et leur guérison, et pour la pratique de la parfaite maréchallerie, il est venu s'établir à *La Ferté-Bernard*, province du Maine, en conséquence des ordres exprès du Conseil (?), pour y exercer son art de la manière la plus utile au Public. Il se transportera où le besoin l'exigera et lorsqu'il en sera requis ; l'on peut être persuadé de plus *qu'il ne mettra point à trop haut prix ses talens.* (Il répondait par avance ainsi aux reproches possibles de M. du Cluzel).

« Le sieur Callu tient aussi boutique de Pharmacie et de Botanique, en vertu de son Privilège et de l'Arrêt du Conseil du 9 juin 1771, pour le débit des drogues, onguens et médicamens nécessaires à la guérison des chevaux et bestiaux, le tout à juste prix. Il tient encore un Hôpital pour les chevaux malades que les particuliers ne voudront pas garder chez eux. »

CONCLUSION

J'ai fini.

Le *Bureau d'Agriculture du Mans* a maintenant sinon accompli, tout au moins solidement amorcé la tâche qu'il avait entreprise en 1763, de concert avec les deux autres Bureaux de la Généralité.

Ses multiples démarches, son opiniâtre persévérance inspirées et soutenues par un patriotisme éclairé, ainsi que sa courageuse indépendance à peine démentie vers la fin, ont eu raison des obstacles accumulés par l'inertie, l'indifférence, voire même aussi l'hostilité de l'Intendance de Tours.

La Vétérinaire est donc définitivement implantée dans le Maine, et dès lors affranchie de toute espèce de tutelle, elle pourra y prendre son libre essor.

En 1780, déjà six de ses représentants s'efforcent de libérer la province des « médecins de bêtes » et rendent de signalés services à l'agriculture en luttant avec succès contre les épizooties. Ce sont :

Augis, au Mans ;
Le Boucher, à Mamers;
Guillois, à Laval ;
Tous trois gardes-haras depuis 1775;
Callu à Saint-Calais ;
Bry à Mayenne;
Braud à la Ferté-Bernard.

Vingt ans plus tard, c'est-à-dire à la fin du XVIIIe siècle, le seul département de la Sarthe comptera huit vétérinaires répartis sur son territoire (1).

Mais hélas! le but envisagé et poursuivi par l'ancienne Société d'agriculture sera loin d'être atteint. Cette trop faible phalange ne pourra triompher de l'insondable bêtise humaine et forcer dans ses repaires l'empirisme néfaste, véritable hydre de Lerne qui, après plus de cent ans écoulés, continue encore à exercer ses ineptes méfaits dans l'Ouest de la France.

(1) *Augis* au Mans; *Le Boucher*, *Homé*, diplômé du 15 vendémiaire an VI, et *Peuvret* à Mamers; *Callu* à La Ferté-Bernard; *Salmon*, diplômé du 30 thermidor an II, à La Flèche; *Gayet* à Fresnay; *Cordeau* à Sillé-le-Guillaume.

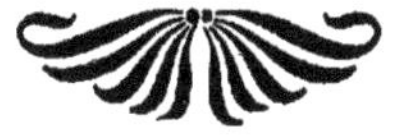

Le Mans. — Imprimerie Monnoyer. — XII-1907.

Extrait du Bulletin de la Société d'Agriculture Sciences et Arts de la Sarthe.

www.ingramcontent.com/pod-product-compliance
Ingram Content Group UK Ltd.
Pitfield, Milton Keynes, MK11 3LW, UK
UKHW020947180726
13838UKWH00003B/1177

9 782329 391304